Let's ask
a doctor
mental
health

心のお医者さん
に聞いてみよう

「うつ病の夫」に妻がすべきこと、してはいけないこと

抜け出すための“寄り添い方”がわかる本

精神科医・ハートクリニック理事長
浅井逸郎 監修

大和出版

はじめに

うつ病は「心の風邪」とも言われます。でも風邪で死ぬ人はいませんが、うつ病では亡くなる危険がある重大な病気です。うつ病は1年で完治するという医師もいますが、7000人以上の患者さんをみてきた私の経験から、完治には3年程度を要すると考えています。

夫がうつ病になり、いちばんつらい思いをするのは、妻です。ときには先の見えないストレスから逃げ出したくなることさえあるかもしれません。一方で、治療のカギを握っているのも妻。うつ病には治療の段階（病期）があり、病期に適した対応が不可欠です。妻が診察室につき添う患者さんほど、治りやすい傾向にあります。

私たちのクリニックでは、うつ病を急性期、亜急性期、部分寛解期、回復期という4つの病期にわけ治療します。最後の回復期は2〜3年かかり、その間にぶり返す「再燃」が現れます。多くの患者さんが、「再発」したのだと焦りますが、これは完治へのプロセス。小さな再燃と再燃のあいだが徐々に空き、元気になっていくのです。

病期の全貌を知り、妻が腰を据えて見守れば、夫の症状は着実に改善します。本書により、多くの方がうつ病を理解し、笑顔で社会復帰できることを願っています。

精神科医・医療法人社団ハートクリニック　理事長
浅井逸郎

CONTENTS

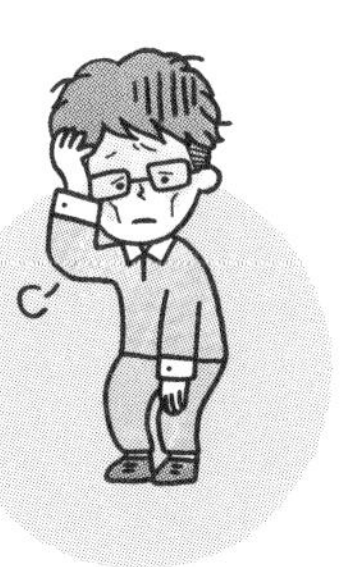

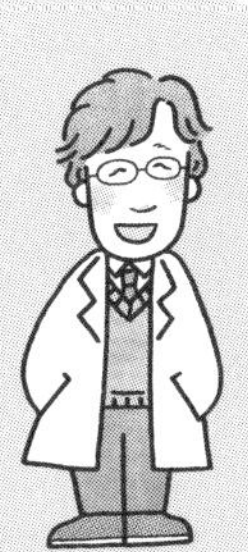

Part2

二人三脚で治す 夫婦でうつ病を理解し、治療をスムーズに——27

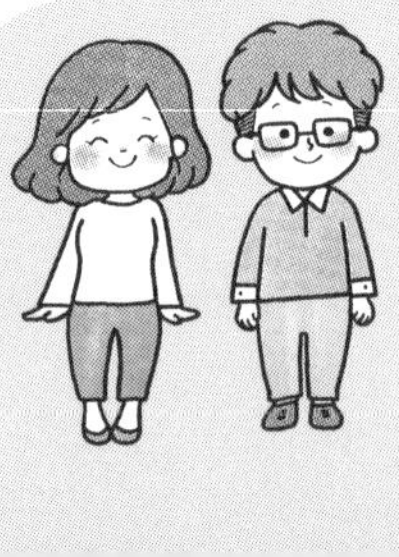

Part3

治療段階別のサポート
うつ病を長引かせないために家族ができること——53

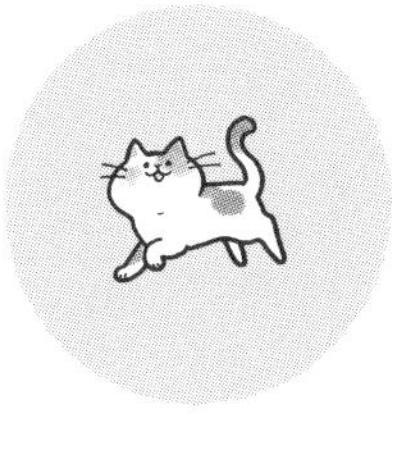

CONTENTS

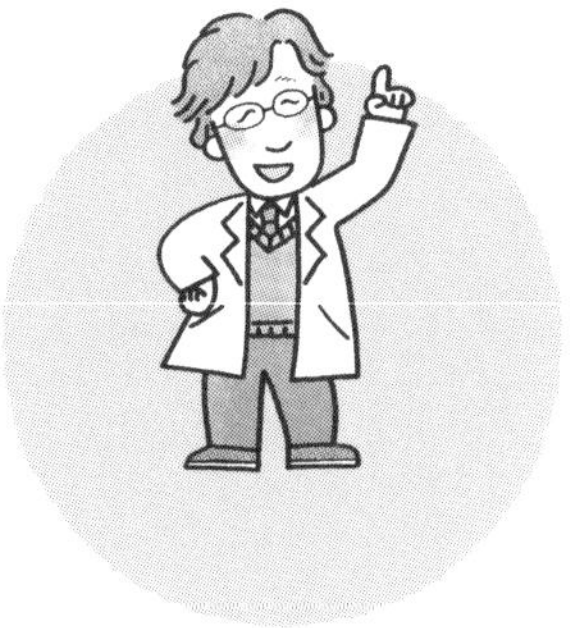

デザイン●酒井一恵
イラスト●のだかおり

Part 1

半月以上様子がへん

夫のSOSをキャッチし、上手に医療機関へ

夫が受診を拒んでも、
妻だけで悩まないで。
専門家や信頼できる人の力を借りて、
早めに医療機関を受診させましょう！

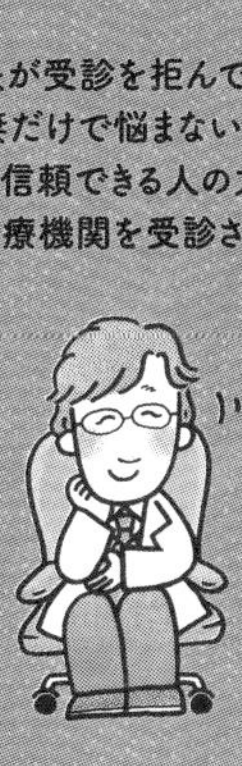

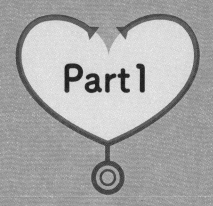

声が小さい、愚痴が増えたら黄色信号

なんだか元気がないなと思ったら……

　初期のうつ病は、倦怠感や疲れやすさなどの身体症状に隠れていることも多く、見逃されがちです。ほうっておくと慢性化し完治までにより時間がかかります。下図のような症状が半月以上、くり返し見られたら黄色信号。この時期に医療機関を訪れ、治療を開始すれば長引かせずに治すことができます。

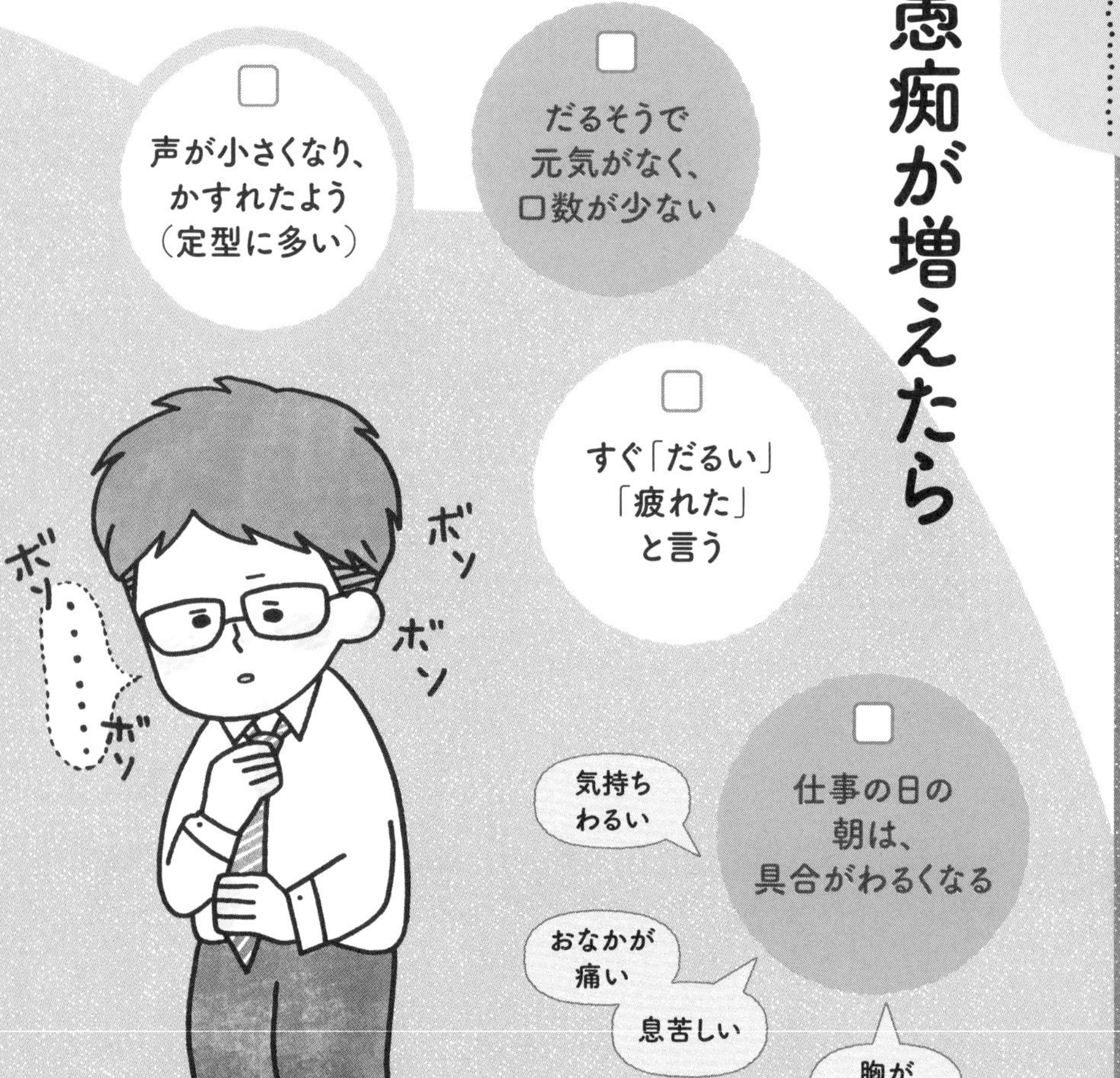

声が小さくなり、かすれたよう（定型に多い）
だるそうで元気がなく、口数が少ない
すぐ「だるい」「疲れた」と言う
仕事の日の朝は、具合がわるくなる
気持ちわるい
おなかが痛い
息苦しい
胸がつまる
ボソ
ボソ
ボソ
ボソ

妻から夫に
こんなことがないか尋ねてみよう

電車に乗るのが
つらいことはない？

人とやりとりするのが
おっくうになることは
ない？

やっても終わらない
感じが続いてる？

仕事でなにか困って
いることはない？

集中できなかったり、
手が止まったり
することは？

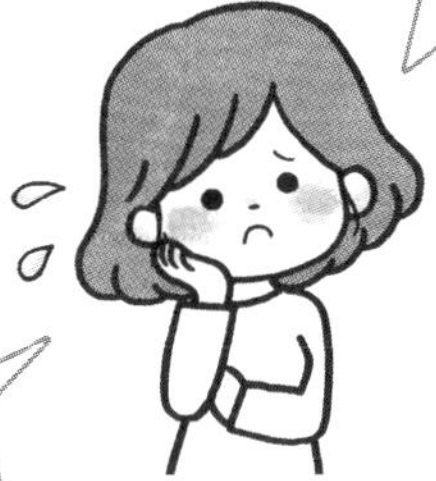

□ 「職場で
ミスばかりしちゃう」
と愚痴を言う

□ 物忘れが
多い

□ 「生きている
意味ないな」
「消えちゃいたいな」
とひとり言を言う

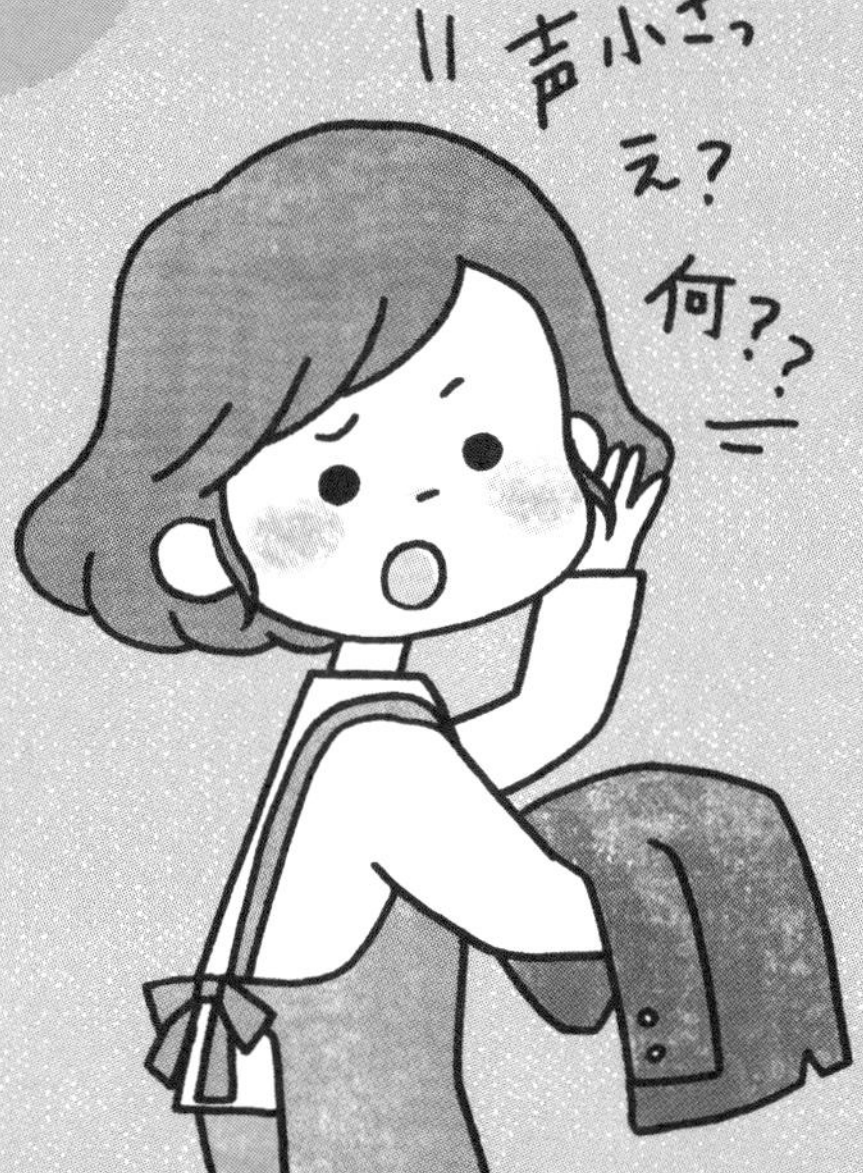

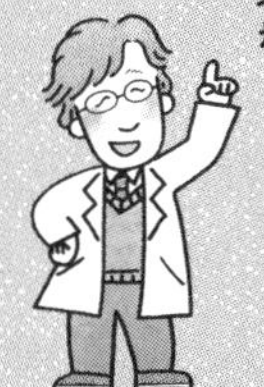

黄色信号だけなら、
様子を見ることもできますが、
赤信号（P10）の兆候が
混ざってきたら、
放置してはいけません。

好きなことができなくなったら赤信号

命を落とすこともあり、放置できない

黄色信号（P8）を放置していると、症状がくり返されて重症化します。楽しみにしていたテレビを見ようとせず、好物も残すようなら、赤信号。ある朝突然、起き上がれなくなることも。無理して会社に行かせようとはせず、心療内科などを受診させて。ほうっておくと自殺を考えるなどの危険があります。

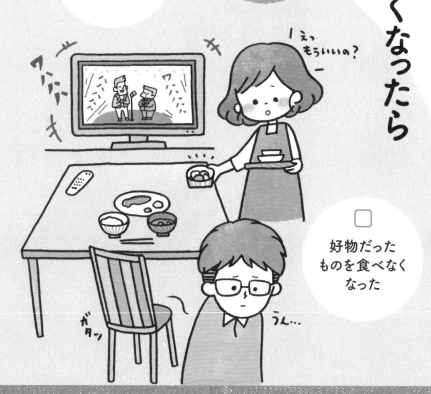

□ 楽しみにしていた趣味やスポーツをやらなくなった

□ 楽しみにしていたテレビ番組を見なくなった

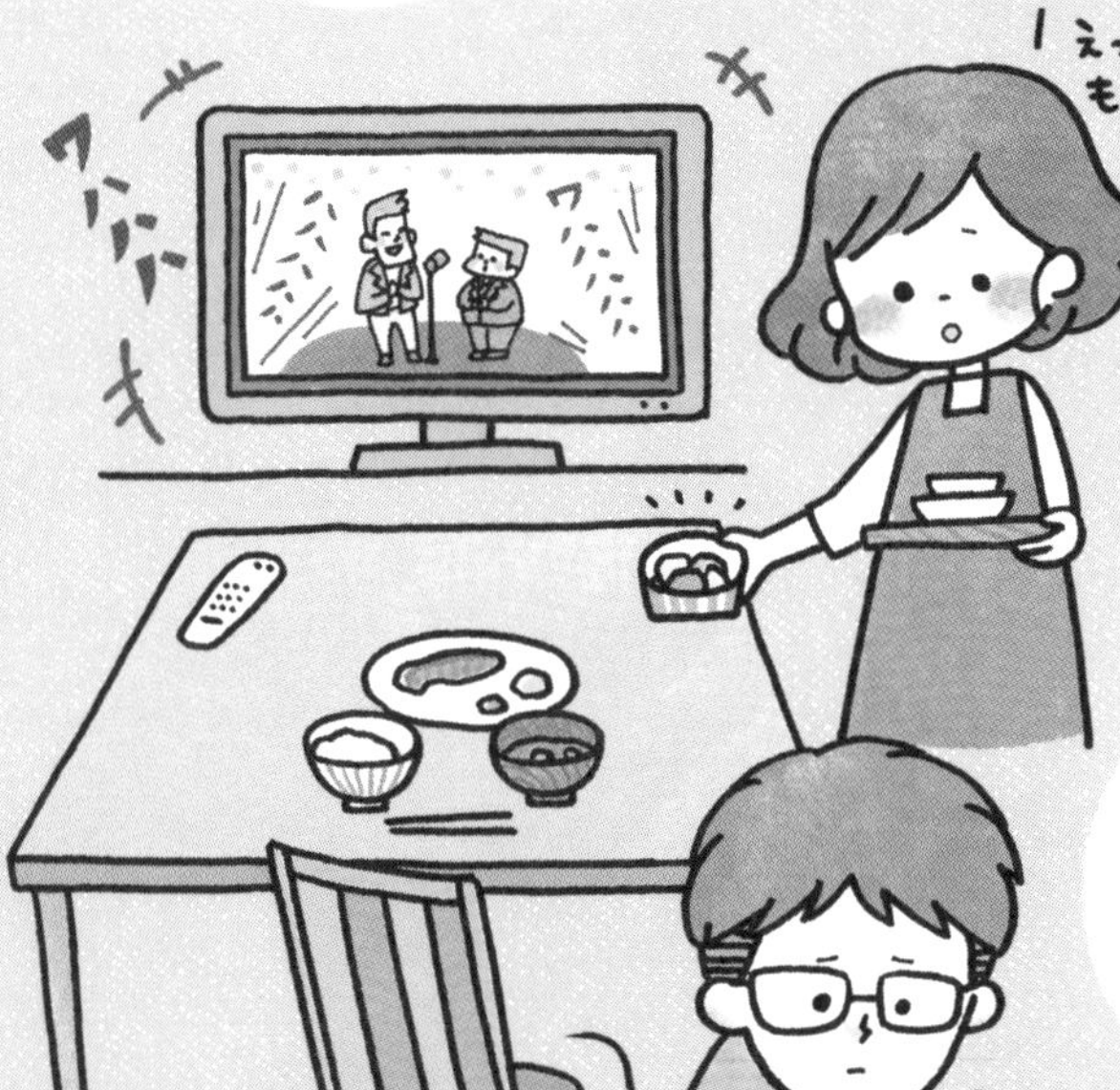

□ 好物だったものを食べなくなった

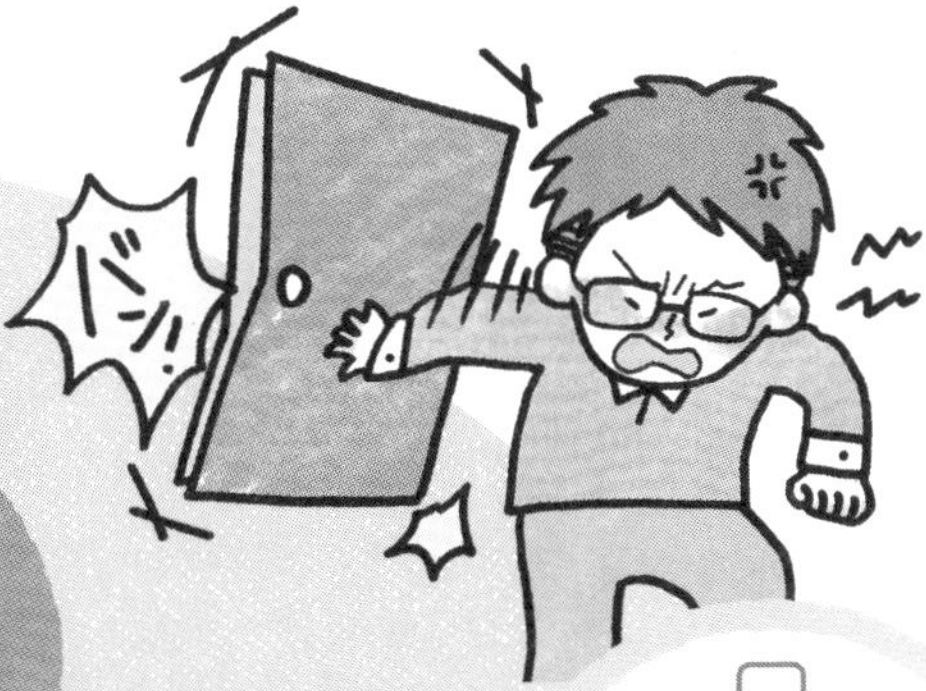

- □ ふだんなら怒らないようなことで怒り出す
- □ 突然モノに当たる、モノを投げつける
- □ お風呂に入りたがらない（週2～3回）
- □「職場で無視されている」などと言う
- □ 3日以上続けて睡眠リズムがおかしい
  - 眠れない
  - 眠りが浅い
  - 早朝に目が覚める
- □ 出勤したのに途中で戻ってきてしまう
- □ ときどき欠勤してしまう
- □「死にたい」と言うことがある

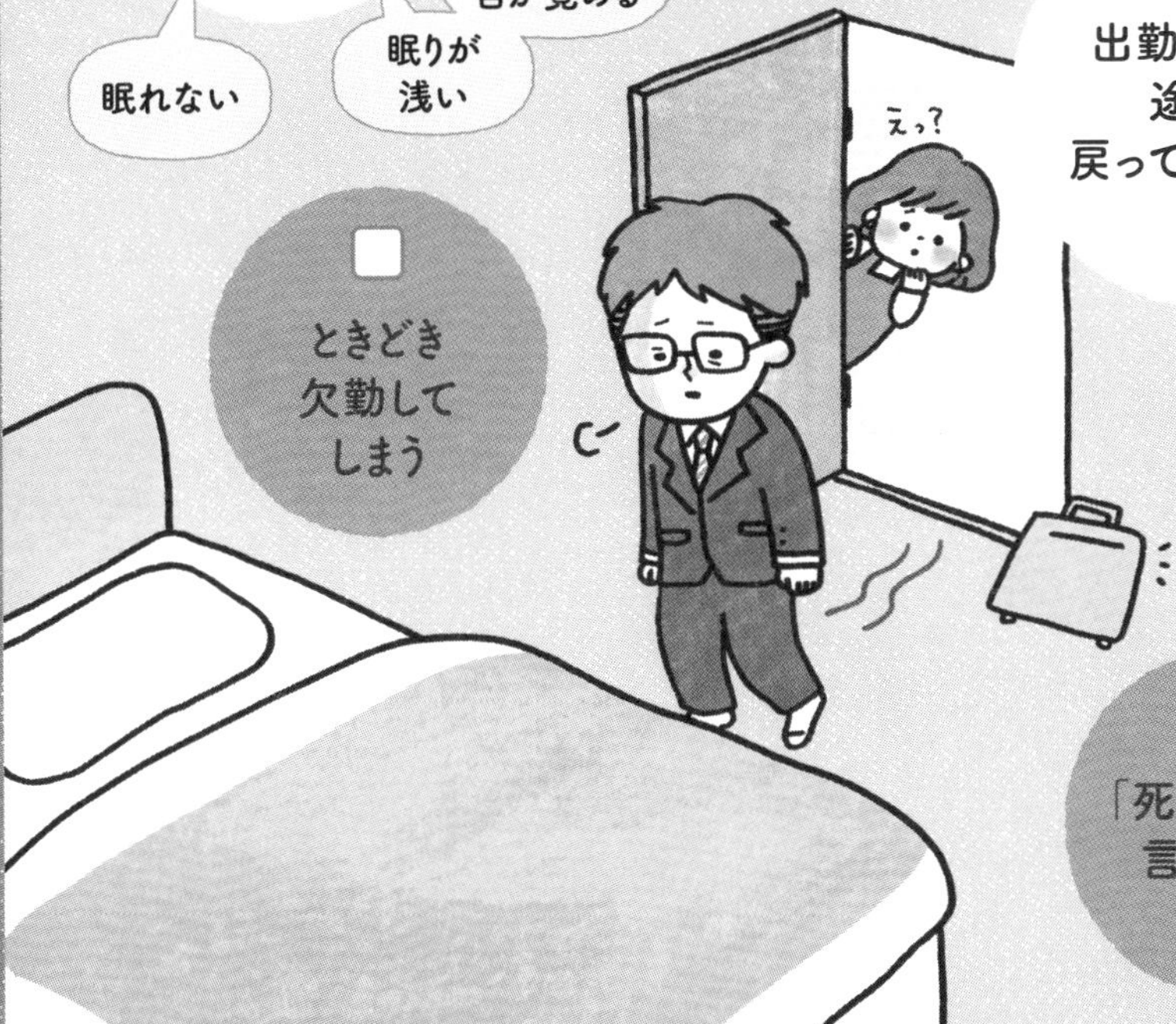

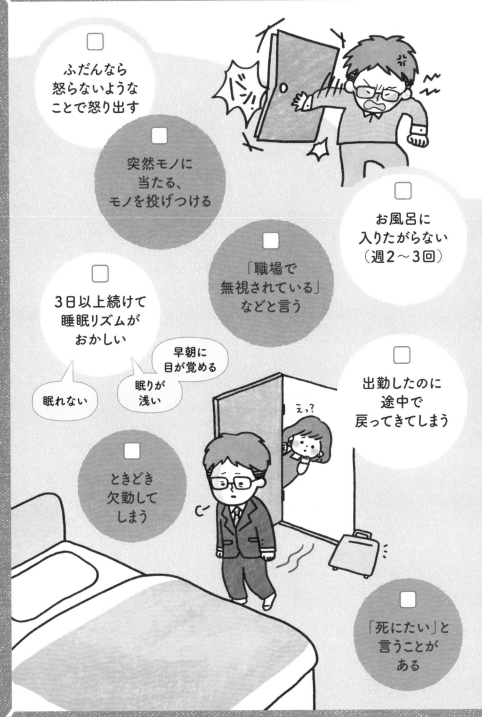

3つの気質に当てはまるなら、要注意

なりやすく、治りづらいタイプがある

うつ病は、脳内の神経伝達物質の問題で起きる病気です（P18・28）が、下図のような気質の人は、とくにうつ病になりやすい傾向が見られます。このタイプの人はストレスに弱く、うつ病になりやすいだけでなく、治すにも時間がかかります。より早く受診し、治療を始める必要があります。

凝り性、がんこで正直な職人タイプ

下田の執着気質

凝り性で正確さを重んじる、几帳面で正直な人。技術系、研究系の職業に向く性格。30 ～ 50 代男性では、短期のうつ病をくり返す反復性うつ病になる人が多い。

＼こんな特徴はありませんか？／

- □ 仕事熱心
- □ 凝り性
- □ 徹底的に追究する
- □ 正直
- □ 几帳面
- □ 正義感が強い
- □ 責任感が強い

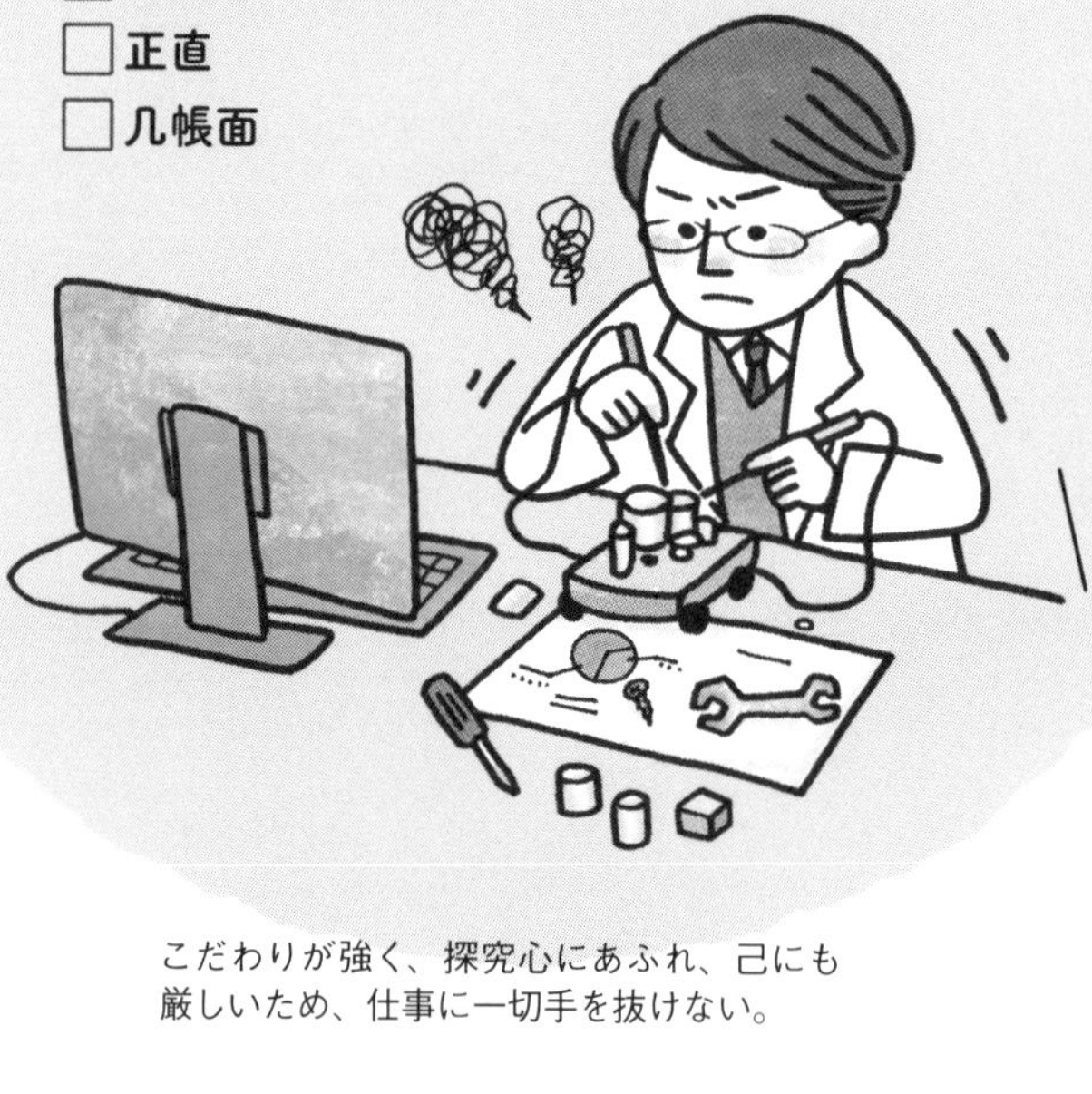

こだわりが強く、探究心にあふれ、己にも厳しいため、仕事に一切手を抜けない。

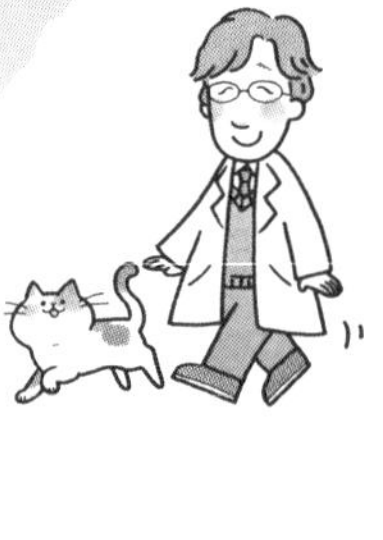

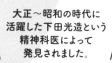

大正～昭和の時代に活躍した下田光造という精神科医によって発見されました。

善良でまじめ、保守的な官僚タイプ

メランコリー親和型

仕事熱心で秩序を重んじ、他人に気を使う良心的な性格。いわゆるまじめなサラリーマンや官僚のタイプ。日本で見られるうつ病では、40 ～ 60 代にこのタイプの人が多い。

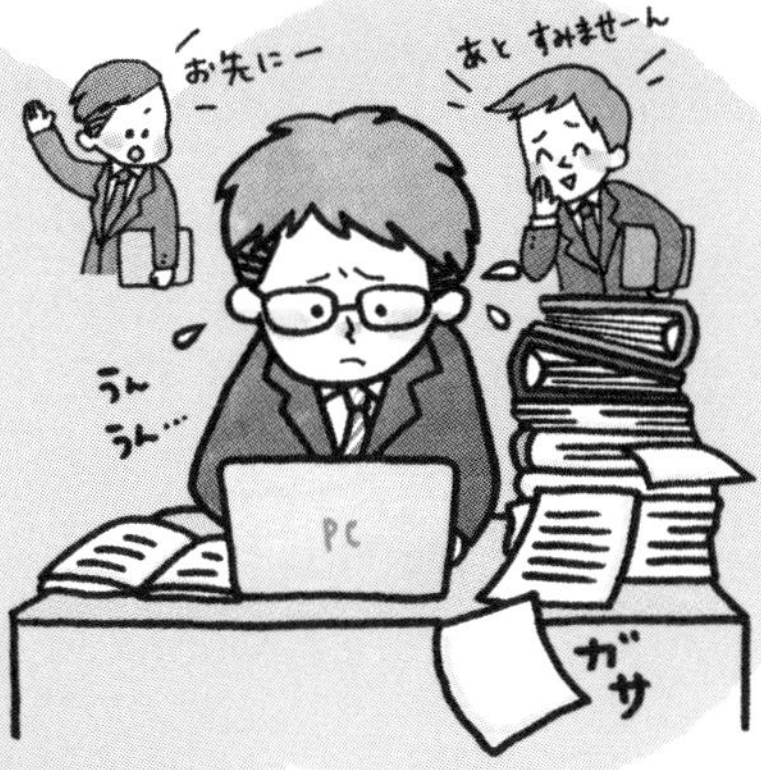

お先にー
あと すみませーん
うん うん…
PC
ガサ

＼こんな特徴はありませんか？／

- □ 秩序を重んじる
- □ 他人に気を使う
- □ 頼まれるといやと言えない
- □ まじめ
- □ 正直
- □ 仕事熱心
- □ 過度に良心的、小心
- □ 消極的・保守的
- □ がんこ
- □ （近親者に対して）わがまま

他人から頼まれたり、自分がやらないと周囲が困ると思ったりすると仕事を断ることができない。

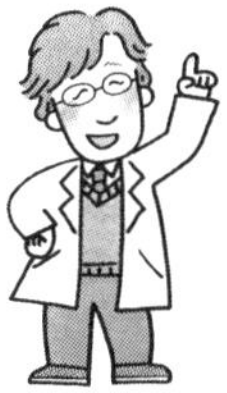

1960年代に、ドイツのテレンバッハという精神科医が発見しました。ドイツ人、日本人に多いタイプです。

わがままに見られるが、じつは過敏で不安が強いタイプ

非定型うつ病タイプ

従来の定型うつ病（大うつ病）とは違う、定型ではない（非定型）うつ病に多く見られるタイプ。不安気質が強く、対人関係に過敏。周囲からはわがままで未熟だと受けとられやすい。

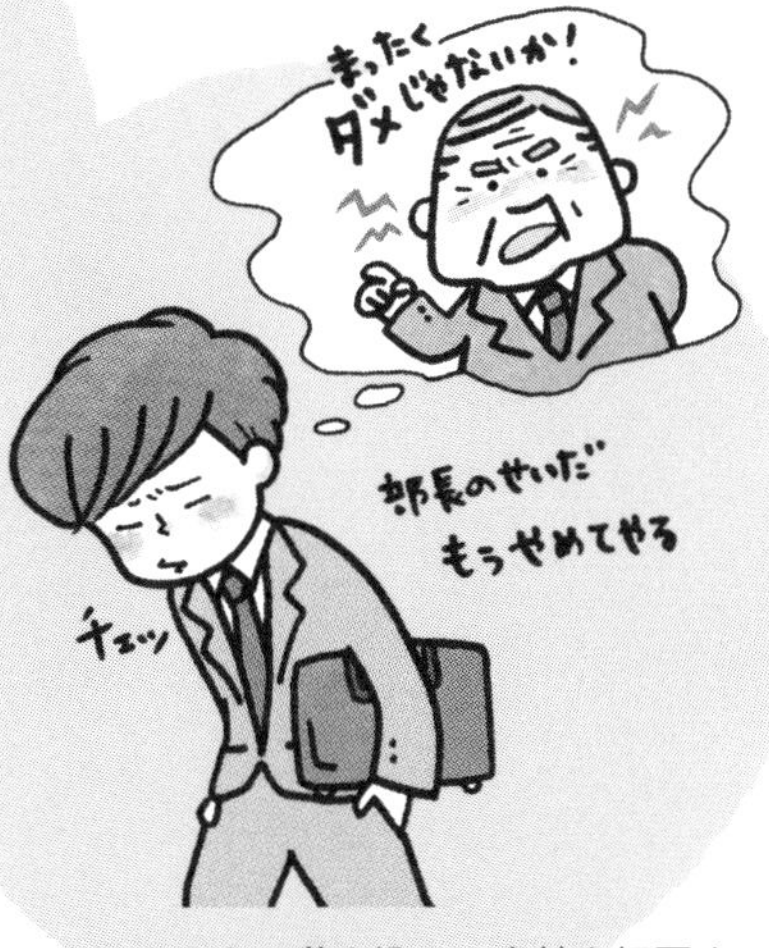

まったく ダメじゃないか！
部長のせいだ もうやめてやる
チェッ

＼こんな特徴はありませんか？／

- □ 他人に弱みを見せられない
- □ 他人に甘えられない
- □ 他人の顔色を伺ってしまう
- □ 小さい頃からよい子
- □ すぐ他人のせいにしてしまう

ちょっとしたことで落ち込み、出社を拒否することも。でも、好きなことなら楽しめる。

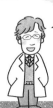

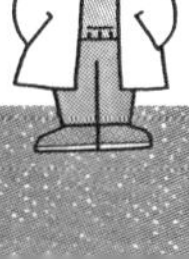

2000年代に入り注目されるようになりました。日本では20～30代に多く見られます。

日常が急変するようなできごとはなかったか

過剰な情報処理で脳内に異変が起こる

うつ病は、「連続性が途切れたタイミング」で発症する傾向があります。新しい環境に身を置くと、一定以上の情報量を脳内で処理しなければなりません。脳に負担がかかることが原因のひとつ。離婚や失恋など不快なできごとだけでなく、結婚や昇進などのイベントで発症するのもこのためです。

連続性が途切れるできごとが危険

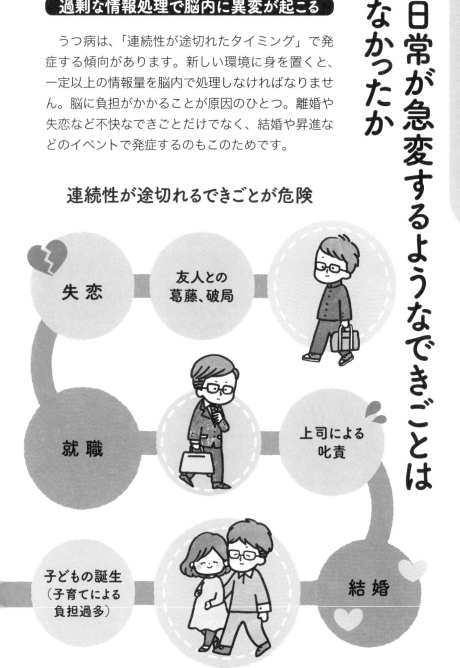

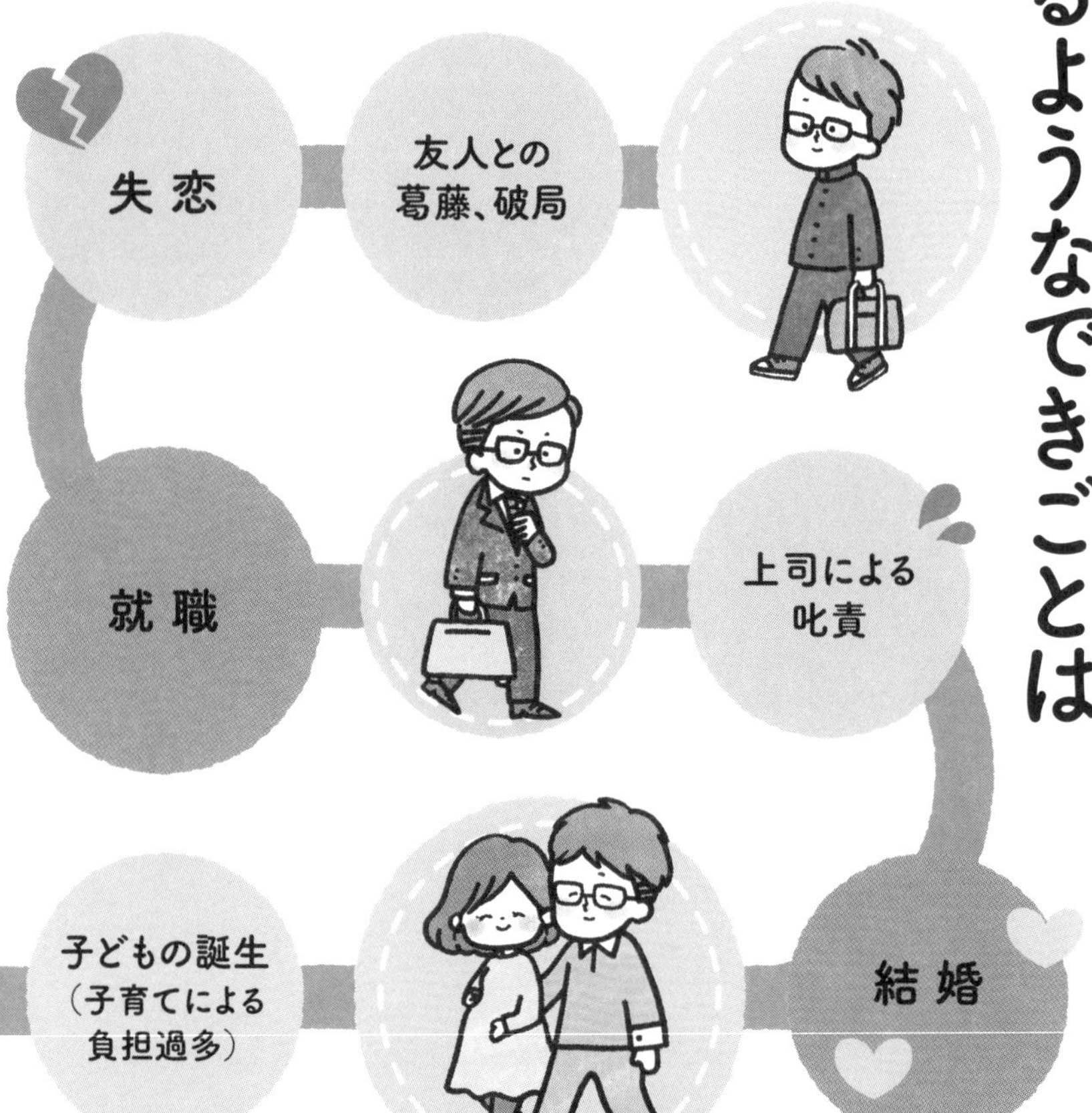

失恋
友人との葛藤、破局
就職
上司による叱責
子どもの誕生（子育てによる負担過多）
結婚

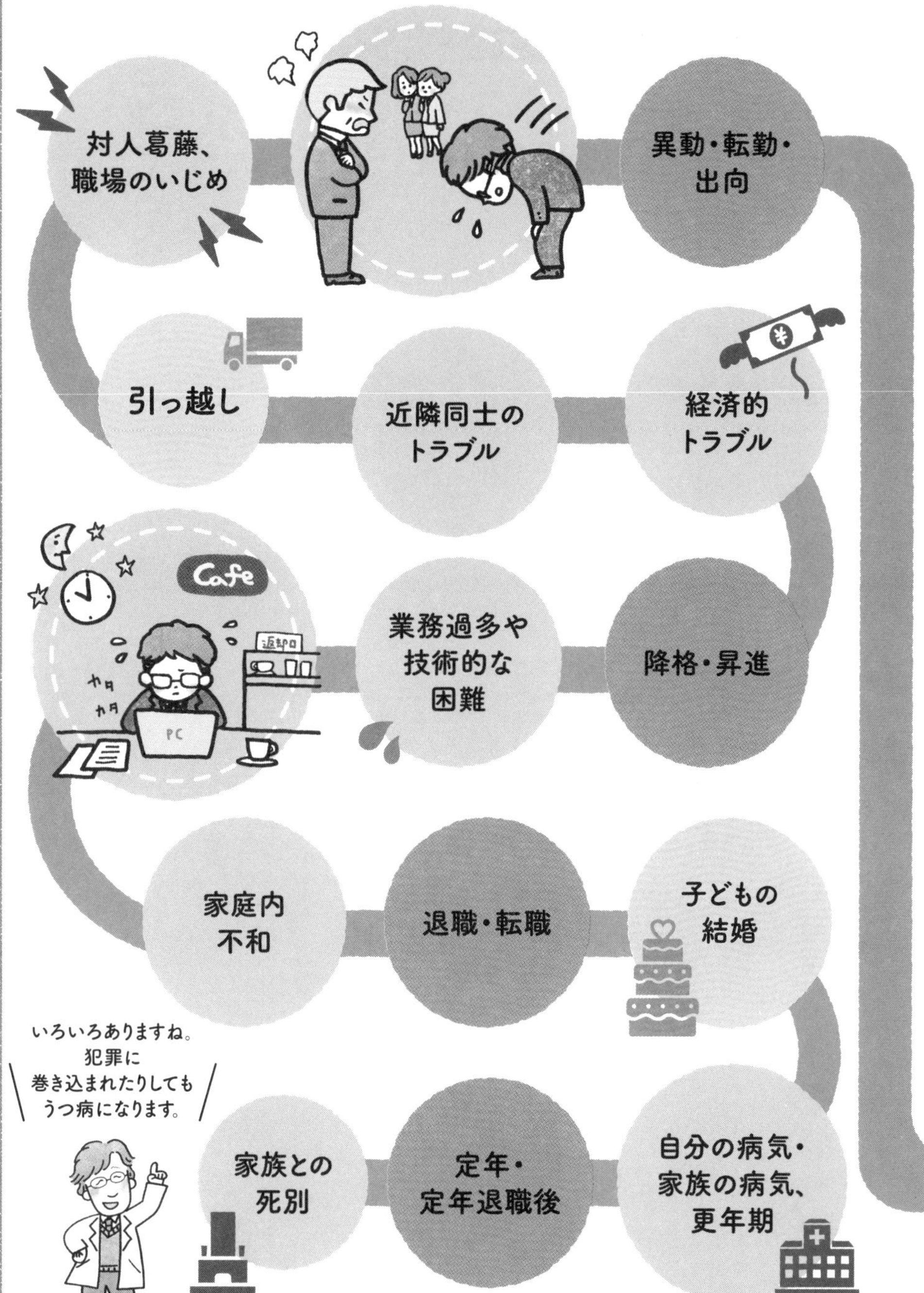
対人葛藤、
職場のいじめ
異動・転勤・
出向
引っ越し
近隣同士の
トラブル
経済的
トラブル
Cafe
業務過多や
技術的な
困難
降格・昇進
家庭内
不和
退職・転職
子どもの
結婚
いろいろありますね。
犯罪に
巻き込まれたりしても
うつ病になります。
家族との
死別
定年・
定年退職後
自分の病気・
家族の病気、
更年期

否認されても無視せず、夫の不安を理解する

本人は否認したり、怒ったりしがち

精神科を受診したことがない人にとって、自分がうつ病かもしれないという事実は、受け入れがたいものです。受診をすすめると怒ったり、うつ病による身体症状を「疲れただけ」と、否認しているうちに悪化して、起き上がれなくなったりしてしまいます。妻は、まず夫の不安を理解してあげましょう。

過剰な反応の裏にある本心は？

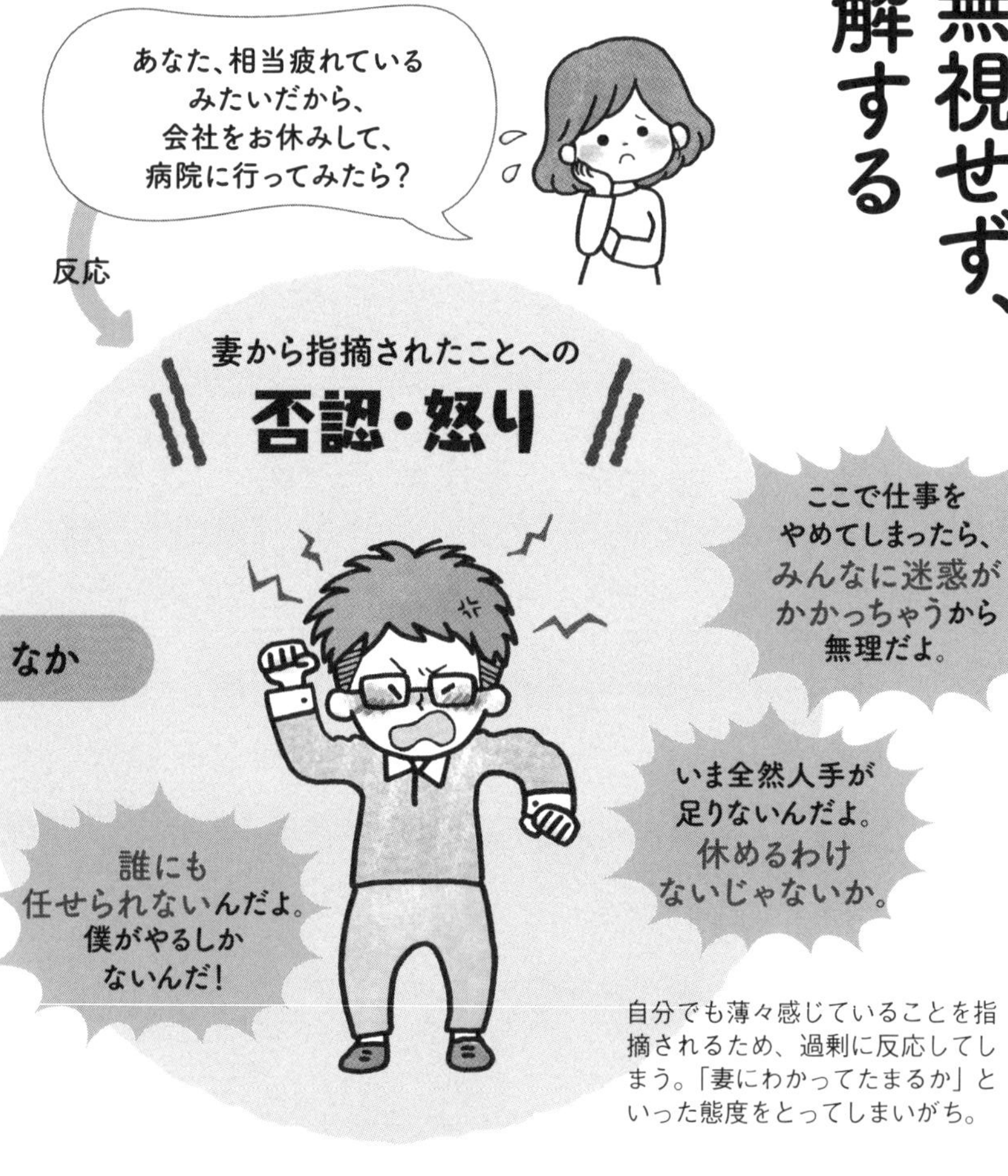
あなた、相当疲れているみたいだから、会社をお休みして、病院に行ってみたら？
反応
妻から指摘されたことへの
否認・怒り
ここで仕事をやめてしまったら、みんなに迷惑がかかっちゃうから無理だよ。
いま全然人手が足りないんだよ。休めるわけないじゃないか。
誰にも任せられないんだよ。僕がやるしかないんだ！

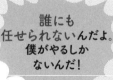

自分でも薄々感じていることを指摘されるため、過剰に反応してしまう。「妻にわかってたまるか」といった態度をとってしまいがち。

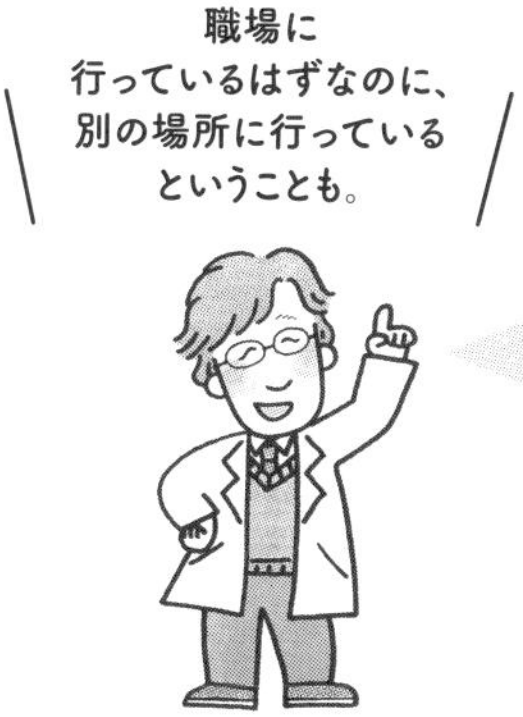
職場に
行っているはずなのに、
別の場所に行っている
ということも。

こういう状況におちいっていませんか？

職場環境は、妻にはなかなかわからないものだが、例えば以下のような状況が見られるなら、人員不足や財政難で職場環境が劣悪になり、うつ病の温床になっている可能性が高い。

- ☐残業や休日出勤などが続いている。
- ☐数か月かけて体重が減っている。
- ☐遠距離の出張、とくに海外出張が続いている。

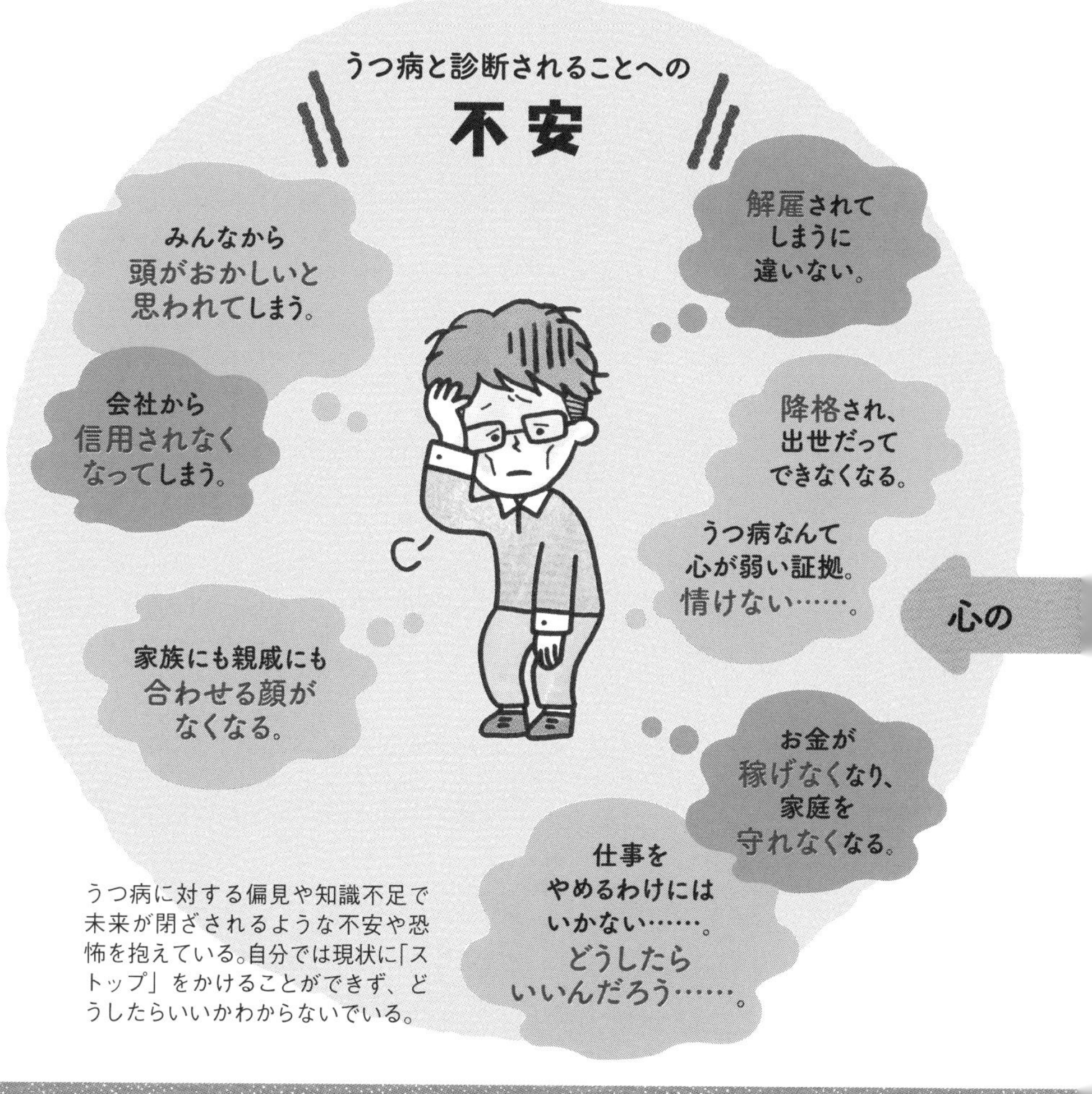
うつ病と診断されることへの
不安
みんなから
頭がおかしいと
思われてしまう。
解雇されて
しまうに
違いない。
会社から
信用されなく
なってしまう。
降格され、
出世だって
できなくなる。
うつ病なんて
心が弱い証拠。
情けない……。
心の
家族にも親戚にも
合わせる顔が
なくなる。
お金が
稼げなくなり、
家庭を
守れなくなる。
仕事を
やめるわけには
いかない……。
どうしたら
いいんだろう……。

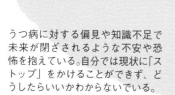

うつ病に対する偏見や知識不足で未来が閉ざされるような不安や恐怖を抱えている。自分では現状に「ストップ」をかけることができず、どうしたらいいかわからないでいる。

うつ病とは

脳内の神経伝達物質の問題。誰でもなる可能性がある

うつ病は心の病気といわれますが、じつは、脳の働きのバランスが崩れた状態です。脳内物質の変化によって生じることがわかっています。

脳内神経伝達物質が減少することで起こる病気

脳の中には「セロトニン」「ノルアドレナリン」などの神経伝達物質があり、多くの情報を処理しています。ところがなんらかの原因で、これらの物質が減少すると、思考パターンや身体症状に影響し、強い倦怠感や意欲低下、気分の落ち込みなどが生じるのです。

初期には身体症状のみに気をとられ、うつ病の進行に気づかない場合があります。夫が、ふだんより元気がないと感じたら、注意深く観察してみてください。「疲れた」という言葉が増えたり、声が小さく、かすれたりするような症状が半月以上続いていたら、黄色信号です。

また、好きなスポーツも観戦せず、好物を出しても残してしまうなど、

1回目のうつ病

軽い不調（黄色信号・P8）が半月以上起こっていても、自然に症状が消えたのでうつ病の自覚はない。

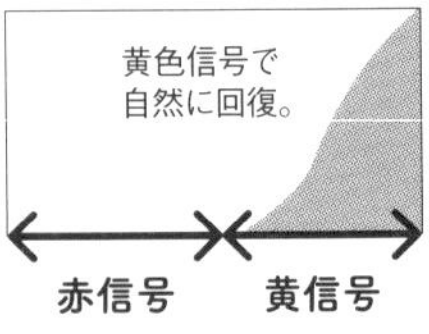

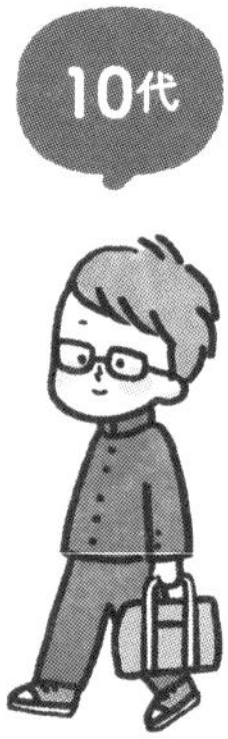

過去にも自覚がないまま
軽いうつ病を
くり返しているケースが
多く見られます。

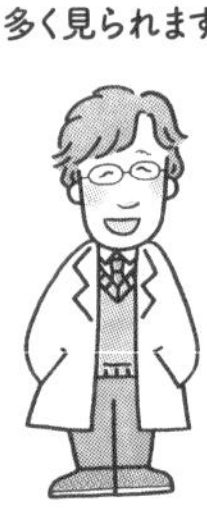

興味や意欲が低下しているようなら、すでに赤信号かもしれません。

一般に、うつの症状は午前中に強く現れ、夕方になると少しラクになります。一日のあいだでも変動するため、自覚しにくいのが特徴です。

過去に似た症状があり「再発」だったということが多い

うつ病になりやすいタイプは、仕事熱心で几帳面、責任感が強い、などのきまじめなタイプです。もちろん楽天的な人でも危険はありますが、きまじめな人ほどストレス耐性が低く、いったんなると慢性化しがちです。受診して初めて、以前にも同じような症状があり、うつ病の再発だったと診断される人も珍しくありません。

うつ病は、初回ほど治りやすく、再発すると慢性化のリスクが高まります。一説には、うつ病を放置すると、脳の神経細胞が傷つけられて壊れる「アポトーシス」が進むともいわれています。このため、できるだけ早期に治療を開始し、きちんと治すことが重要なのです。

働き盛りの男性は、年齢とともに体力が低下する一方、社会的責任は増すばかりです。黄色信号を放置すると悪化して、慢性化する危険があります。悪循環を防ぐには、できるだけ早く気づいて受診させること。

そして治療中は病期（P30参照）に適した環境を整える必要があります。

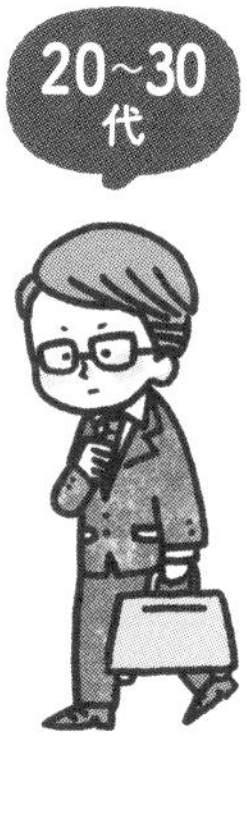
20～30代

2回目のうつ病

1回目よりも症状が重く、長引いていく傾向。でも有給休暇などをとり、休養することで自然に治る。

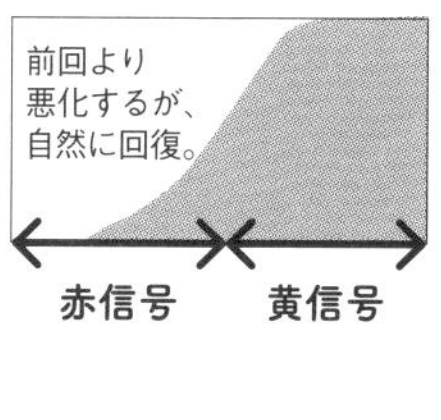
前回より
悪化するが、
自然に回復。
赤信号
黄信号

40代
カタ
カタ
PC

3回目以降のうつ病

症状は重症化。多少の休養では治らない。突然動けなくなることも。本格的な治療が必須。

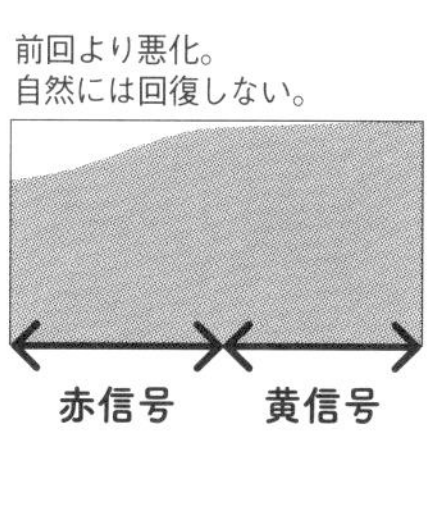
前回より悪化。
自然には回復しない。
赤信号
黄信号

診療科

内科、外科で済ませず、精神を扱う科にかかる

うつ病の初期症状は、倦怠感などの身体症状が50%、気分の落ち込みなどの精神症状が50%とされています。ところが、うつ病で受診する人の80%が、内科や外科を訪れています。

多くの人が心療内科や精神科をさける傾向がある

身体と精神の症状が同じ程度現れているのに、精神科を受診する人がこれほど少ないのは、「精神科」に対する偏見の強さを物語っています。

また、うつ病は自分が病気だという認識（病識）をもちにくいため、本人も家族も気づきづらいという理由もあるでしょう。事実、うつ病の再《さい》燃《ねん》（回復期中に後戻りする）、再発（回復後に再び発症する）時には、ほとんどの患者さんが精神科を受診しています。

近年では、身体疾患とうつ病との関係も注目されています。うつ病は、逆流性食道炎やパーキンソン病など、さまざまな疾患と同時に起こって

おもな体の病気とうつ病をともなう割合

クッシング症候群（ホルモンの病気。男性では性欲減退などが起こる）	67%
パーキンソン病 （脳内物質の減少で起こる。高齢に多く、運動障害などが起こる）	28～51%
慢性疲労症候群（原因不明の疲労感が半年以上続く）	17～46%
逆流性食道炎（胃から食道への逆流が起こり、粘膜がただれる）	40%前後
がん（悪性腫瘍）	20～38%
脳卒中（脳の血管に異常が起こり、脳細胞が傷害される）	27%
糖尿病（血中のブドウ糖が増え、血管が傷害され、さまざまな病気を引き起こす）	24%
冠動脈疾患（狭心症や心筋梗塞《こうそく》など、心臓の筋肉が酸欠になり起こる）	16～19%

（ハートクリニックによるまとめ）

いる恐れがあります。それらの診療科と同時に精神科での診断も必要です。初回の軽症のうつ病の段階で専門の診療科を受診し、症状に合わせた治療を開始することが大切。本人に自覚がない場合でも、前述のような「黄色信号」「赤信号」の兆候が見られたら、うつ病を疑うべきです。

他科で「ストレス」を指摘されたら、精神を扱う科を受診

もし内科や整形外科などを受診して、「疲れのせい」「ストレスですね」などと言われた場合も、放置せず、精神を扱う科を受診させましょう。「精神を扱う科」には、精神科や心療内科、メンタルヘルス科などがあります。ただし「心療内科」を掲げていても、おもに対象とする疾患が喘息《ぜんそく》、胃潰瘍《いかいよう》、膠原病《こうげんびょう》、潰瘍性大腸炎などであれば注意が必要です。ストレス関連疾患や内分泌疾患を得意とし、精神科で扱う病気がメインではないかもしれません。また、脳神経外科は、脳出血や脳腫瘍など手術で対応することの多い疾患が対象。神経内科は、運動ニューロンなどの障害が対象で、いずれも精神の問題であるうつ病は専門外です。

まず、医療機関のホームページなどで、うつ病を対象としていることを確かめてください。できれば、うつ病に関する医学的な解説やデータを載せているようなところをおすすめします。

うつ病の治療に適した診療科

○ OK

- 精神科
- 心療内科
- メンタルヘルス科
- 精神・神経科
- 神経科

× NG

以下は診療内容が異なるので不向き。

- **神経内科**　体を動かすための神経の障害を扱う。
- **脳神経外科**　脳出血や脳などの手術に対応する病気を治療。

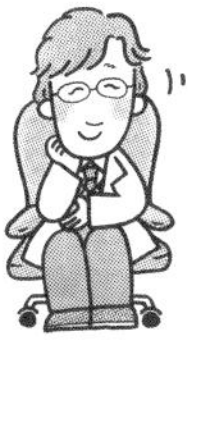
とくに内科と併設されている
心療内科では、
扱っている病気の情報を
HPなどで確認してください。

医療機関へのうながし方❶

夫が受診を拒むときは「少し様子を見ようか？」でいい

夫にうつ病が疑われるとき、妻が受診をすすめても、拒絶されてしまうことがあります。とくにうつ病になると怒りっぽくなるので、夫婦で口論になることも珍しくありません。

たんなる心の病気ではないので、軽く扱ってはいけない

夫が受診を拒否したら、無理に説き伏せようとするのは禁物です。まずは、夫の気持ちを理解するよう努めましょう。

誰でも、自分が「心の病気」にかかっているということは、受け入れがたいものです。自分の言動を信じてもらえなくなるかもしれない恐怖感や、「解雇されるのではないか」「仕事を任せてもらえなくなるのではないか」という不安で動揺し、眠れない日々を過ごしています。

こんなとき、注意が必要なのは、妻の何気ない言葉です。日頃は軽口を叩く仲でも、「頭がおかしい」とか、「脳の病気」などの言葉はさけて

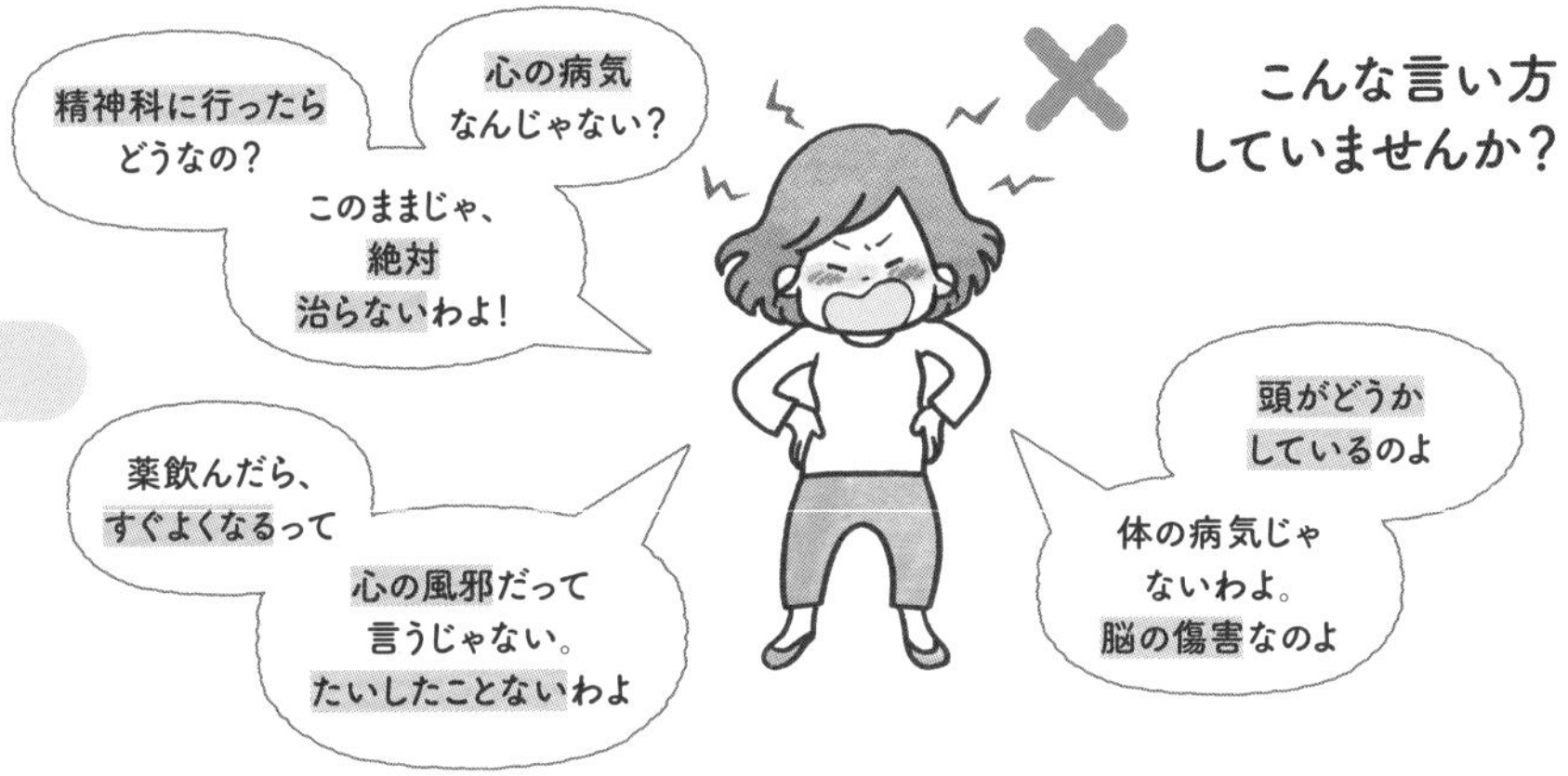

こんな言い方
していませんか？
精神科に行ったらどうなの？
心の病気なんじゃない？
このままじゃ、絶対治らないわよ！
薬飲んだら、すぐよくなるって
心の風邪だって言うじゃない。たいしたことないわよ
頭がどうかしているのよ
体の病気じゃないわよ。脳の傷害なのよ

ください。また、ほとんどのうつ病が薬で治るのはたしかですが、だからといって「薬をのめばすぐ治るわよ」「心の風邪なのよ」などと、必要以上に軽く扱う言葉も、本人を深く傷つけるので気をつけてください。

先のばしではなく、落ち着かせてから説得する

うつ病は、連続性が途切れたときに生じやすく、環境の変化が大きく影響しています。たとえ治療のためでも、新たな医療機関への受診は「変化」なので、本人には苦痛だと考えられます。

このため、1～2回目のうつ病の場合には、本人が強く拒絶するなら無理強いせず、2～3か月は様子を見ていてもかまいません。場合によっては、自然に治るケースもあります。

妻が余裕をもって、「少し様子を見ようか」と言うと、本人も安心します。「一時的に、ごく一部の機能が働かなくなっているけれど、十中八九は治る病気らしいよ」などと伝えておくと、そのうち、自分から受診してみようかと言い出すかもしれません。

ただし、重症化している場合には、慢性化して治りにくくなったり、命の危険も生じたりするため、できるだけ早期に受診させましょう。本人の受診が難しければ、まず妻だけで相談に行く方法もあります。

第1段階
「まあ、少し様子を見ましょうよ」
「焦ることはないわ。でも無理だけはしないでね」

第2段階
「もしうつ病だったとしても、治る病気だから」

第3段階
「私が心配だから、一緒に病院に行ってみない？」
「体がつらそう。ひとまず内科に行ってみない？」

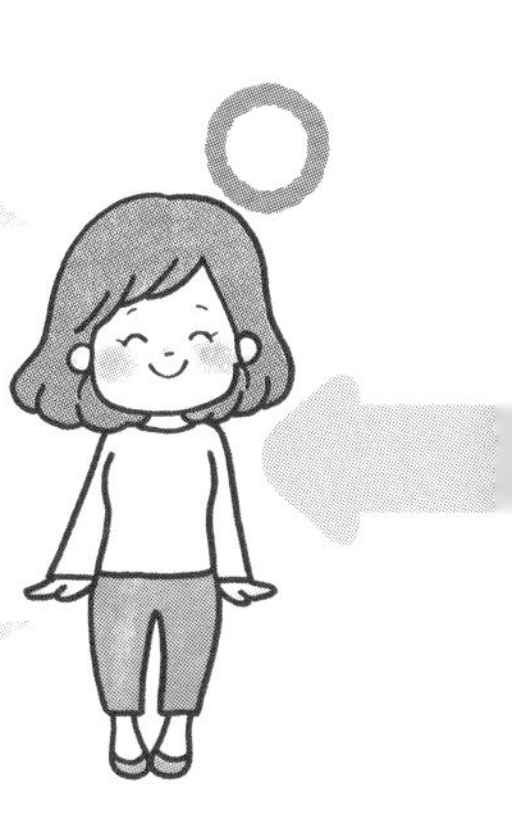

十中八九治せる病気だと、第三者から伝えてもらう

妻がいくら受診をすすめても、夫がどうしても拒絶する場合には、第三者に協力を求めるのも一案です。

ごく親しい、信頼できる第三者を探す

例えば友だちや先輩、おじなど、身近に信頼できる人がいれば、相談してみましょう。夫のことをよくわかっていて、親身になってくれる人にかぎります。ただし、妻や夫の両親は感情的になり、かえってこじれる可能性があるので、さけてください。

気をつけたいのは、「説得」するのではなく、第三者に夫の不安な気持ちを受け止めてもらうことです。近年は、うつ病から職場復帰する人は珍しくないので、同じ会社にいる人の経験談なども話してもらえれば、不安がやわらぐに違いありません。

実際、うつ病が回復して職場に復帰した人の多くは、なぜか昇進する

心療内科・精神科を受診するまでの手順

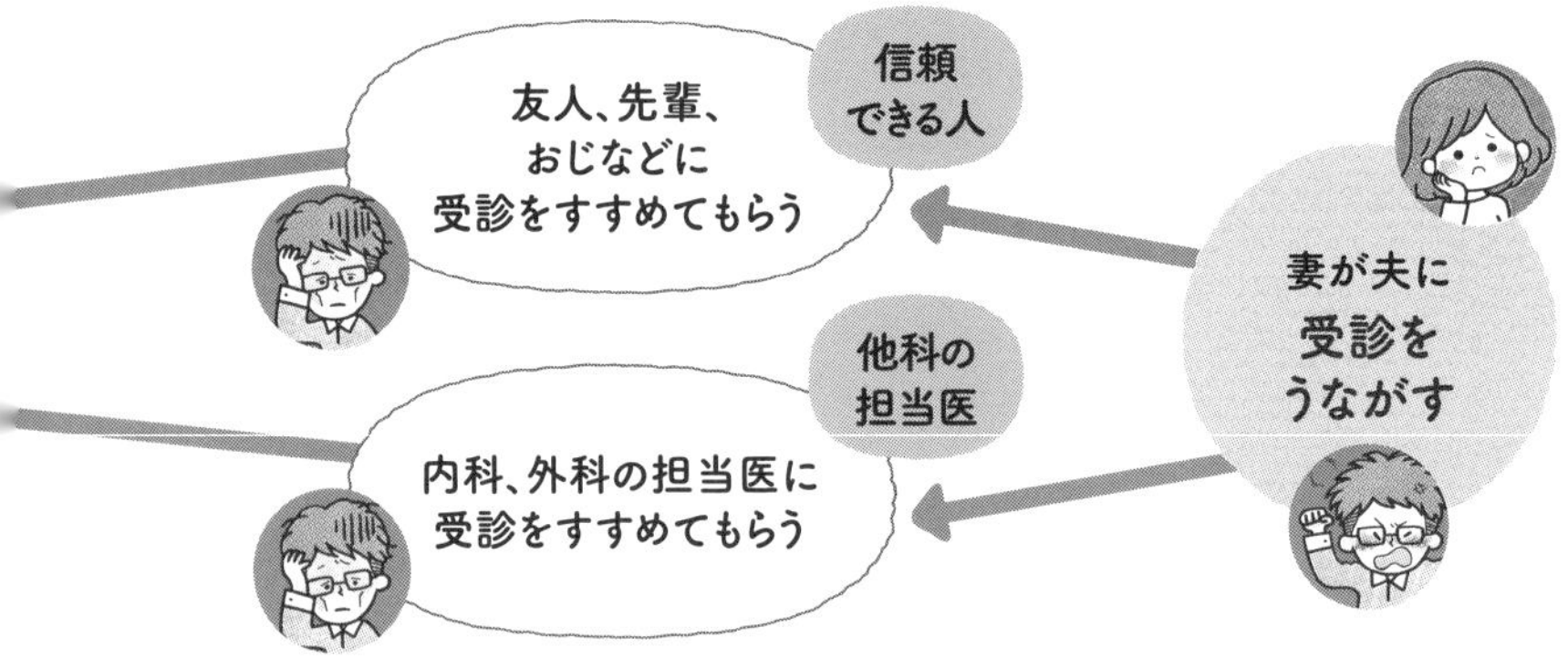
妻が夫に
受診を
うながす
信頼
できる人
友人、先輩、
おじなどに
受診をすすめてもらう
他科の
担当医
内科、外科の担当医に
受診をすすめてもらう

ケースが多いものです。うつ病を経験したことで、人の心が以前より理解できるようになり、仕事や組織でプラスに働くのでしょう。

そんな話を、信頼できる第三者の方から伝えてもらってください。

内科、外科の担当医に、夫への説得を依頼しておく

適当な第三者が見当たらず、どうしても精神科の受診を拒絶する場合には、まず内科や整形外科を受診し、精神科医につなげてもらうといいでしょう。倦怠感や不眠、体の痛みなど身体的不調は自覚できるので、受診のきっかけにもなります。

ただし、内科や外科の担当医は、うつ病の診断に踏み込むことはできません。このため、妻が前もって担当医に面接を依頼し、状況を話しておきましょう。夫が受診した際に、担当医から精神科の受診をうながし、紹介状を書いてもらうように頼んでおきます。

また、その際担当医から「十中八九は治る病気なので、過剰に心配しないで」という説明もしてもらえると安心です。

精神科や心療内科を受診することになったら、二人で医療機関に行く前に、あらかじめ妻が電話で相談したり、面接を依頼したりするなどして状況を説明しておくと、診察がスムーズです。

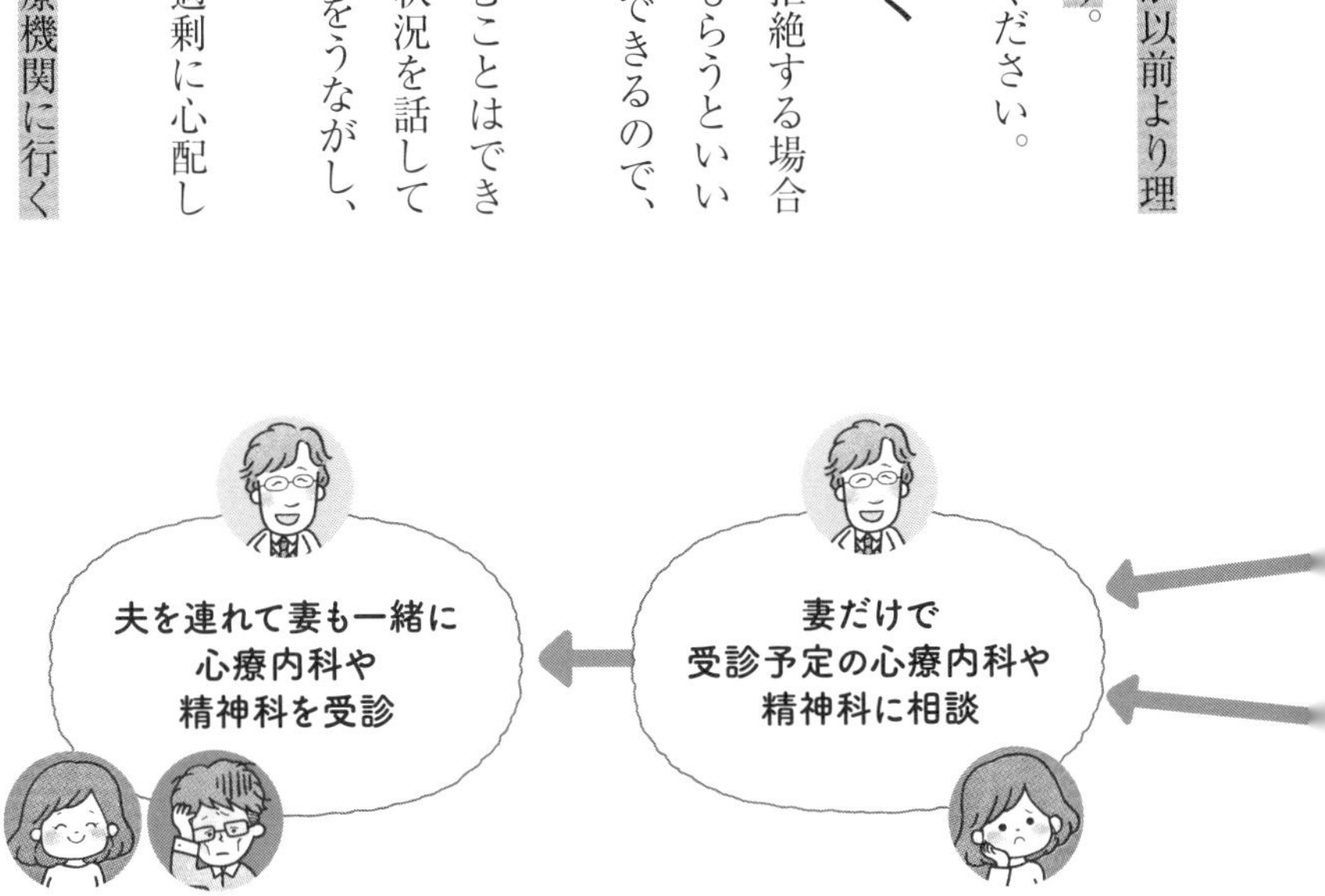
妻だけで
受診予定の心療内科や
精神科に相談
夫を連れて妻も一緒に
心療内科や
精神科を受診

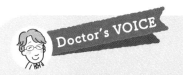

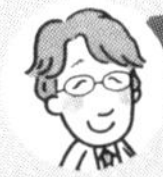

Doctor's VOICE

「それ甘えでしょ」と思うときは妻自身が軽いうつ病のケースも

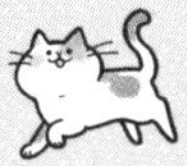

自分と当てはまる故に認められない

夫に明らかにうつ病の症状が現れているのに、少しも顧みようとしない妻もいます。「だるい」「つらくて起き上がれない」と夫が訴えても、「甘えてるんじゃないの」「怠けてるのよ」などと、バッサリ切り捨てたりします。

一見、冷たい人間のように思われますが、じつはこのように偏見が強い妻のなかに、軽いうつ病の可能性がある人がいます。妻自身が、ものごとに対する関心や意欲が低下しがちで、仕事の能率が落ちるなど慢性的なうつ病の症状があり、つらさを抱えながら生きているのです。

このため、夫が同じようなつらさを訴えると、「誰でもそんな思いをしながらがんばっている」と感じ、厳しい言葉で突き放してしまいます。

妻自身の心身を見つめ直す

夫の訴えを聞いて、自分にも同じような症状があると感じたら、「耐えるのが当たり前」と思わず、２人で医師に相談しましょう。

実際に夫の受診につき添っていらっしゃった妻の言動から、抑うつ状態を見てとり、夫とは別に妻の治療が始まったケースもあります。夫とともにうつ病の説明を受けたことで、妻自身が黄色信号や赤信号に気づくこともあるのです。

うつ病の夫をサポートすることは、妻にとっても大きなストレスとなります。これまでなんとかやり過ごしてきた妻の軽度のうつ病が、夫の治療期間中に悪化する恐れもあります。

夫とともに自身の心身の状態もふり返ってみてください。

Part2

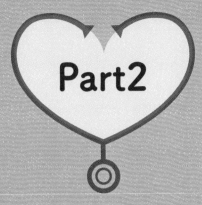

二人三脚で治す

夫婦でうつ病を理解し、治療をスムーズに

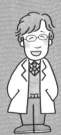

闘病は長期間にわたります。
病気のメカニズムを正しく理解し、
余裕をもって治療にのぞみましょう。

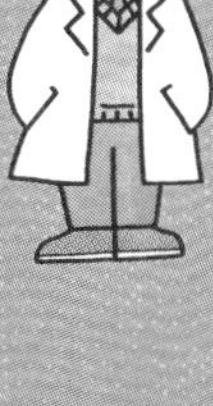

脳内の神経伝達物質が欠乏することで起こる

脳内物質が伝わり、体に指令が行く

脳内ではさまざまな情報が神経細胞（ニューロン）から神経細胞へと電気信号となり伝わります。神経の末端から神経伝達物質が放出され、次の神経細胞の受容体を刺激。神経伝達物質には複数あり、ノルアドレナリンは「意欲」、ドーパミンは「興奮」、セロトニンは意欲や興奮の「抑制」にかかわっています。

健康な人の脳内

神経細胞から神経細胞へと、神経伝達物質によって情報が伝わる

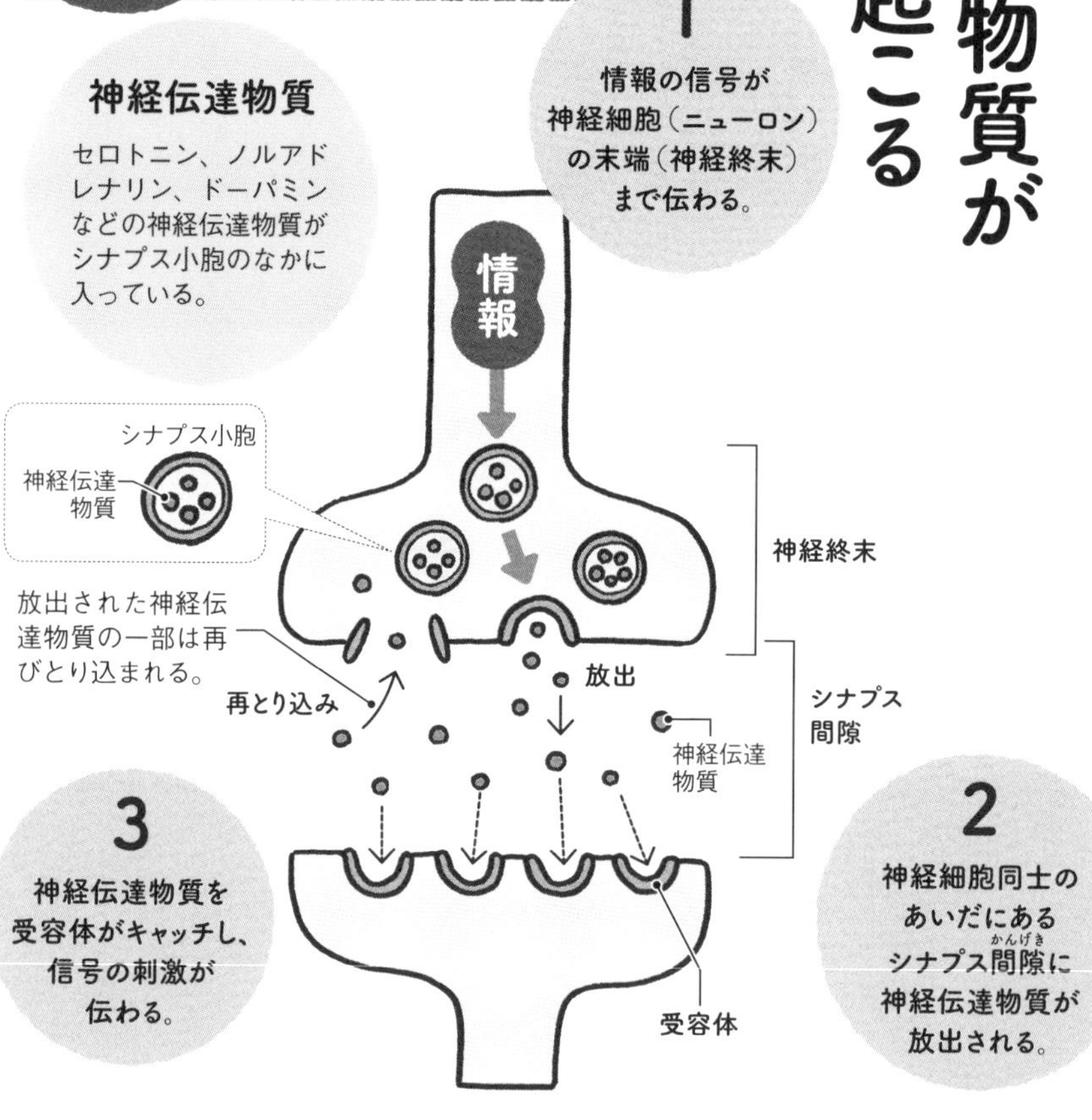
1
情報の信号が
神経細胞（ニューロン）
の末端（神経終末）
まで伝わる。
神経伝達物質
セロトニン、ノルアドレナリン、ドーパミンなどの神経伝達物質がシナプス小胞のなかに入っている。
情報
シナプス小胞
神経伝達物質
神経終末
放出された神経伝達物質の一部は再びとり込まれる。
再とり込み
放出
シナプス間隙
神経伝達物質
受容体
3
神経伝達物質を受容体がキャッチし、信号の刺激が伝わる。
2
神経細胞同士のあいだにあるシナプス間隙《かんげき》に神経伝達物質が放出される。

情報が伝わりづらく、意欲や活力が低下する

ニューロン同士の結合部をシナプスと呼びます。

過度なストレスなどで、シナプスのあいだに浮遊する神経伝達物質の量が減ると、受容体でキャッチする量も減少します。すると、情報が電気信号として伝わりにくくなります。

意欲が低下したり、やる気がわかなくなったり、感情を抑制できなくなったりするなど、うつ病のさまざまな症状を引き起こすようになります。

うつ病の人の脳内　神経伝達物質の量が減り、情報がうまく伝わらない

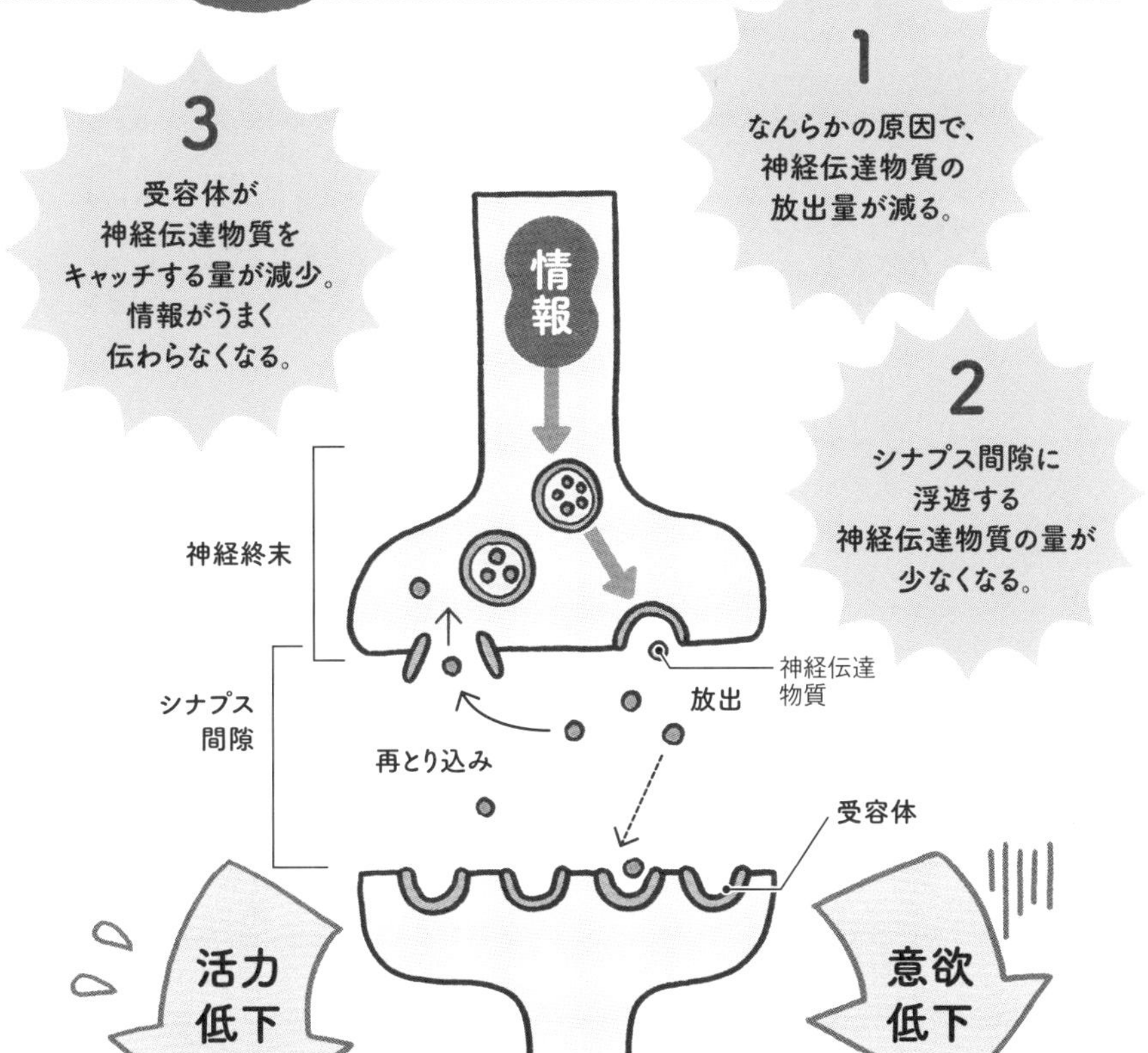
1
なんらかの原因で、神経伝達物質の放出量が減る。
2
シナプス間隙に浮遊する神経伝達物質の量が少なくなる。
3
受容体が神経伝達物質をキャッチする量が減少。情報がうまく伝わらなくなる。
情報
神経終末
シナプス間隙
神経伝達物質
放出
再とり込み
受容体
活力低下
意欲低下

週に1回受診し、薬で治す。治療には段階があり、2～3年で完治する

段階に応じた治療・対応が肝になる

うつ病には下図のような病気の段階（病期・ステージ）があります。激しい症状が現れる急性期から、落ち着いて見える回復期まで、２～３年が必要。病期に適した対応が不可欠です。急性期は絶対安静。うつ病では週１回保険診療を行うことができるので、週１回受診し、基本は薬で治療していきます。

期間	1週間～1か月半	約3か月
病期	急性期	亜急性期
状態	**意欲も活力もなく、安静が必要** もっとも症状が激しくつらい時期が、１週間から１か月程度続く。絶対安静が必要。 →P60 参照	**好きなことならやりたいと思える** 急性期より倦怠感が消え、好きなことなら少しずつとり組むことができるようになる。 →P62 参照

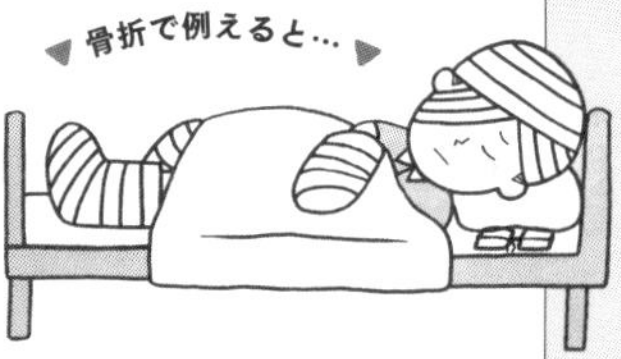
骨折で例えると…
全身骨折で起き上がれないくらいの状態。安静が必要。

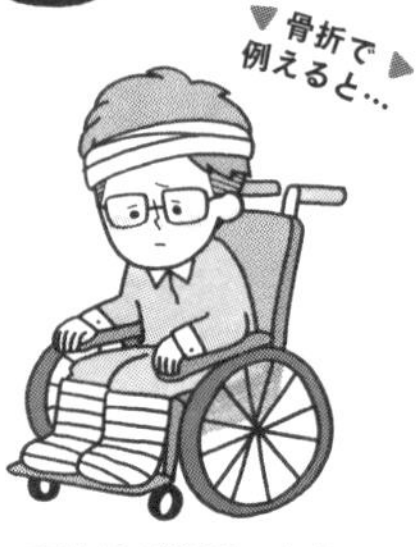
骨折で例えると…
車椅子が必要。自力では動けない状態。

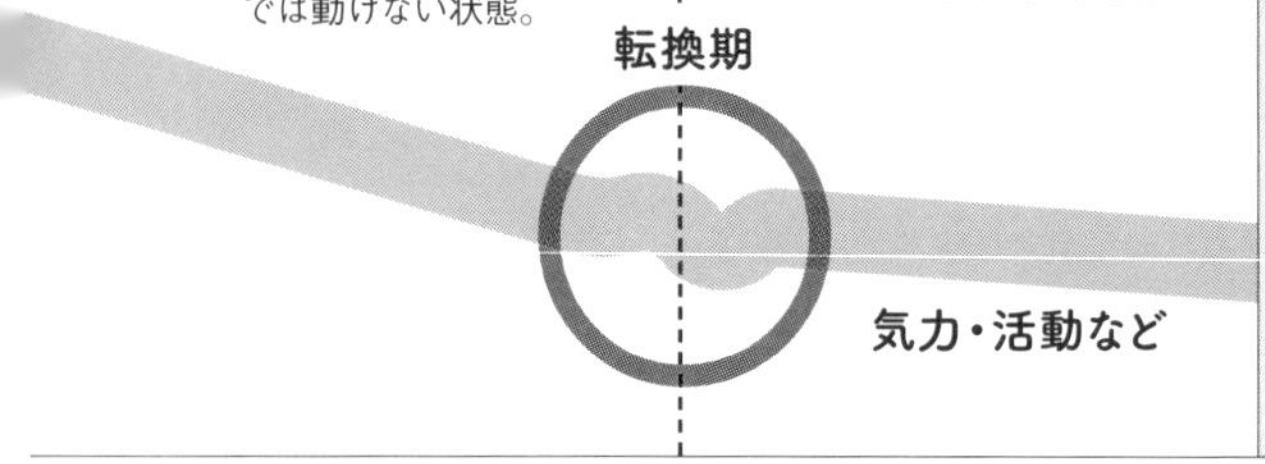
転換期
気力・活動など

回復までの全体像を理解する

うつ病は、ケガや骨折などのように、見た目に顕著な変化が現れません。そのため周囲はもちろん、本人でさえ自覚をもちにくく、お互いに無理をしたり、させたりしてしまいがちです。

しかし病期に応じて治療をすれば、下図のような順調な回復が望めます。うつ病の進行・治療の全体像を理解しておきます。病期の転換期には、主治医、本人、家族の三者がそろい治療方針を確認します。

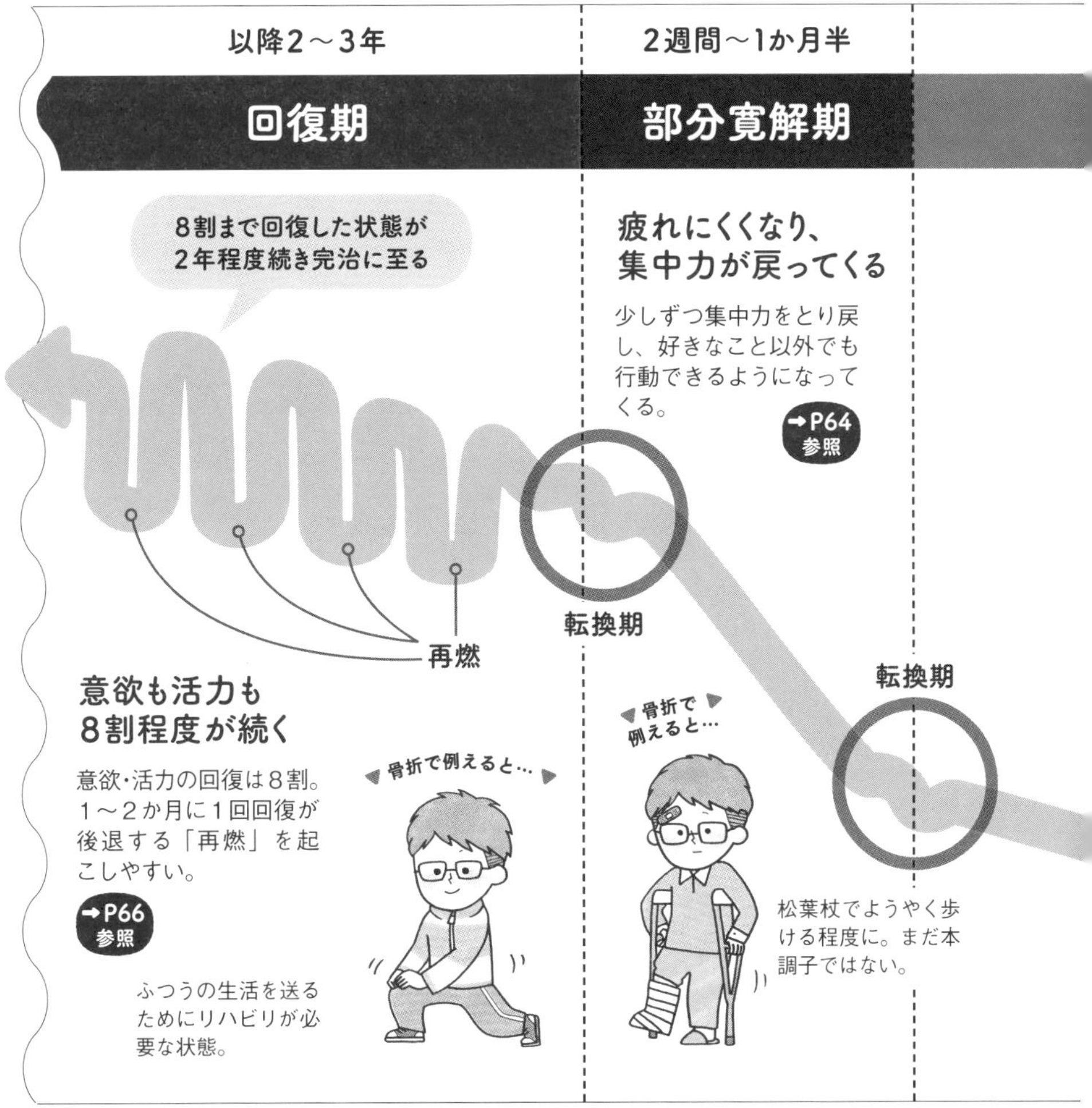
以降2～3年
回復期
8割まで回復した状態が
2年程度続き完治に至る
再燃
意欲も活力も
8割程度が続く
意欲・活力の回復は8割。1～2か月に1回回復が後退する「再燃」を起こしやすい。
➡P66 参照
骨折で例えると…
ふつうの生活を送るためにリハビリが必要な状態。
2週間～1か月半
部分寛解期
疲れにくくなり、
集中力が戻ってくる
少しずつ集中力をとり戻し、好きなこと以外でも行動できるようになってくる。
➡P64 参照
転換期
骨折で例えると…
松葉杖でようやく歩ける程度に。まだ本調子ではない。
転換期

妻が立ち会うことで、治療がスムーズに進む

妻から得られる情報が役に立つ

妻が受診につき添うと、本人からだけではわからない生活状況や病状の変化が聞けるので、医師には大きなメリットになります。妻と医師とが信頼関係を築くことができ、治療もスムーズに。初診時や心配な症状があるとき、転換期につき添い、医師から家庭での対応のしかたなどの指導を受けましょう。

こんなことを伝えてみよう

家族関係、家庭環境での問題

夫婦関係、親子関係、親戚との関係で病状を悪化させるような不安材料があれば伝え、対応を相談。

妻から見たうつの兆候、症状

抑うつ状態の開始時期や特徴的な言動について。また、自殺企図が見られるようなら報告する。

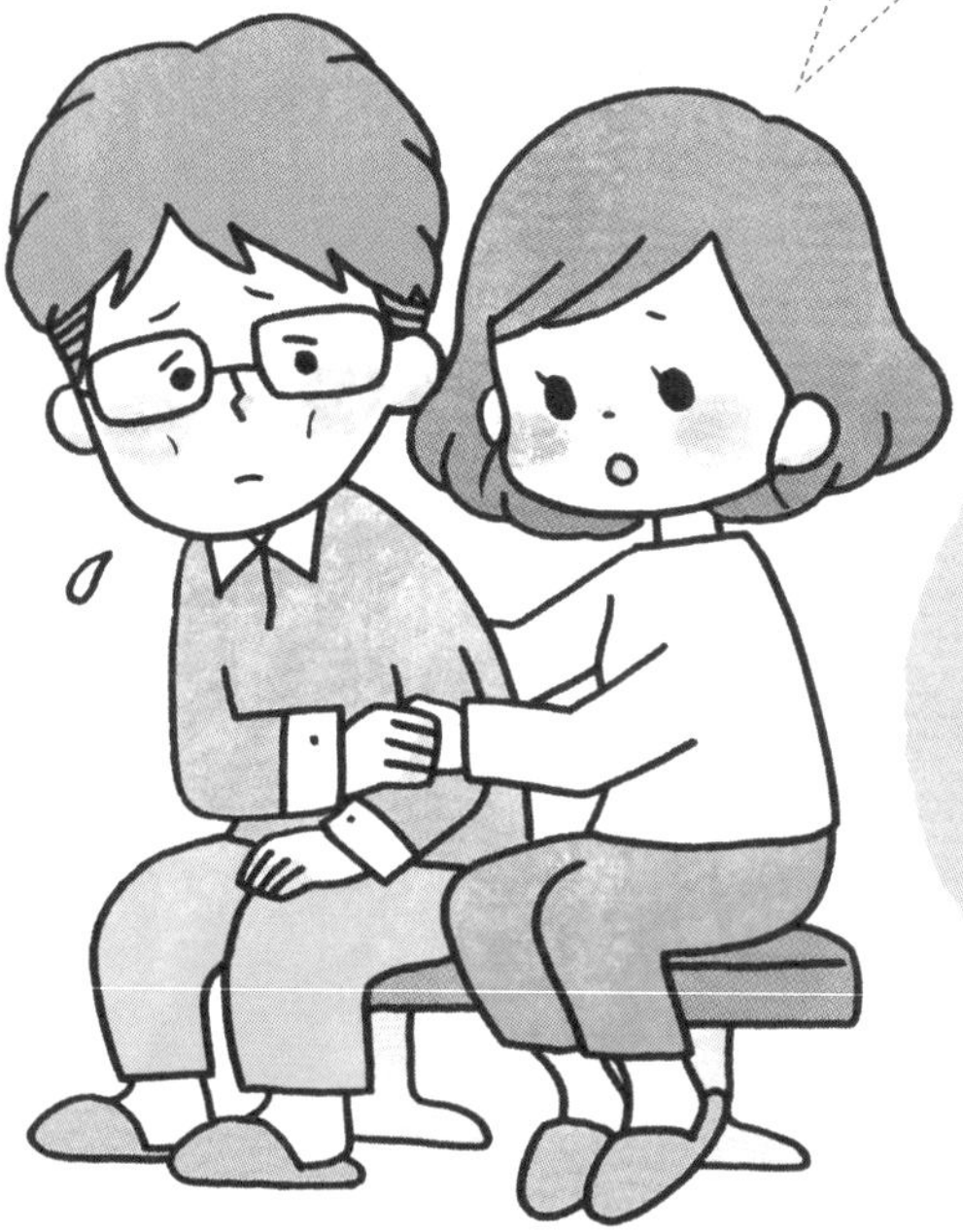

夫の診察がメイン。補足事項を伝える

夫のための診察の時間。夫を無視して妻ばかり話すのはNG。夫が伝えきれなかった内容を補足するために話す。話をするときは夫への気づかいを忘れずに。

本人の同意を得れば妻だけの受診もOK

精神科では、次のような場合にかぎり、月１回家族の代理受診に保険を適用できます（自費はいつでも可)。本人の最後の受診から３か月以内（初診は不可）で、事前に申し出があり、本人の同意文書などがあることが条件です（基本的には本人が受診する)。この条件を満たせば保険適用され、かつ処方箋を出してもらうこともでき、本人の代わりに薬をもらうことができます。まずは、かかりつけの医療機関に問い合わせてください。

医師が妻に同席してもらいたいタイミング

病期の転換期

最低でも以下の７回のタイミングでは妻も治療に同席し、病状の説明、家庭での対応のしかたなどの指導を受ける。

- **急性期➡亜急性期**
- **亜急性期➡部分寛解期**
- **部分寛解期➡回復期の初期（完全寛解期）**
- **職場復帰直前**
- **職場復帰直後**
- **回復期の状態が維持されている維持期**
- **治療終了時**

初診時

初診時は、病気を診断するために多くの情報が必要。また、家庭での適切な対応を医師が伝えることで、治療をスムーズに進められる。

生活が大きく変わったとき

ライフスタイルが大きく変わるイベントがあるとき、家族関係や家庭環境に変化が見られたときに報告。

気になる症状が見られたとき

妻から見て気になる症状が見られるとき、薬の副作用ではないかと疑われるときに医師に報告。

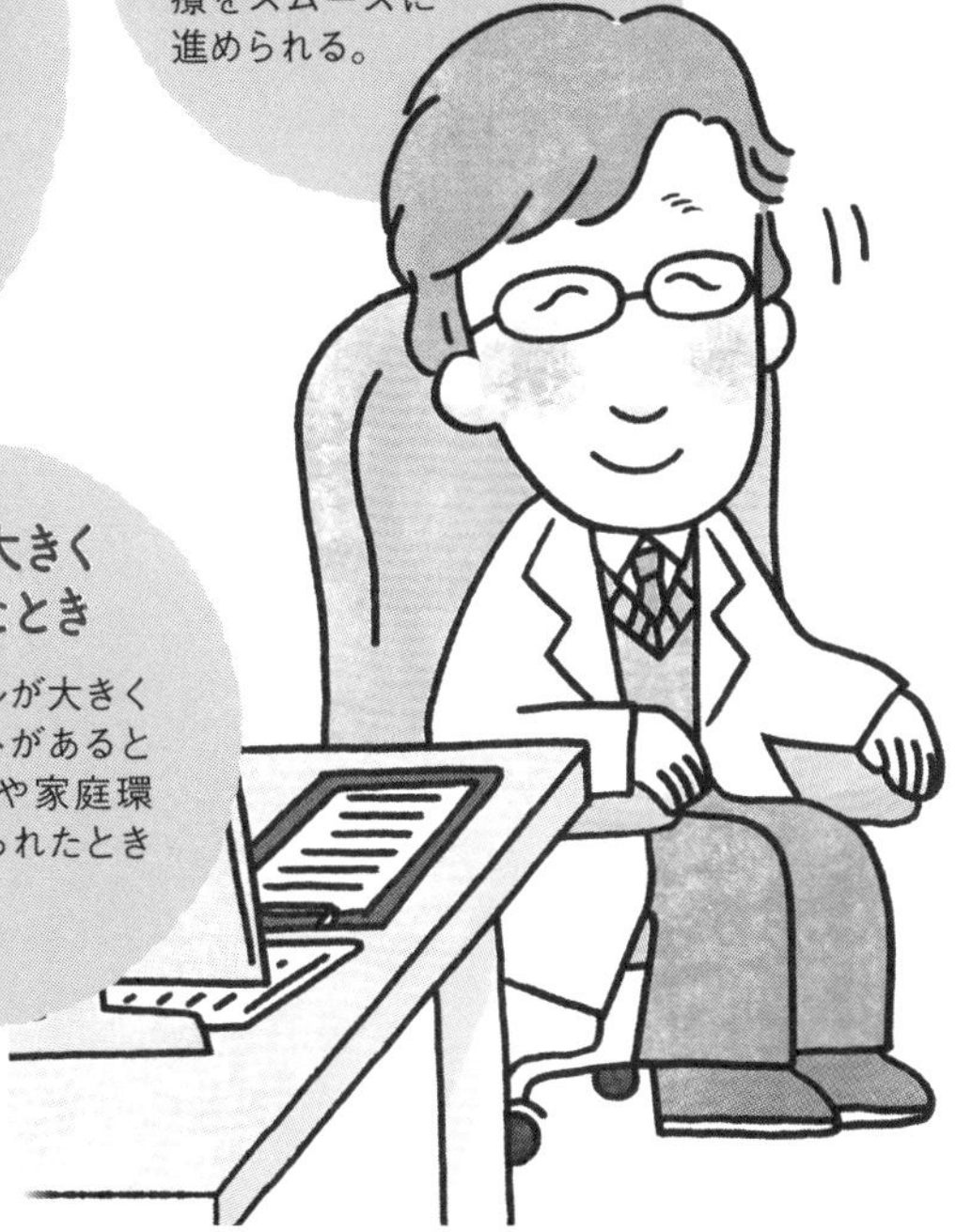

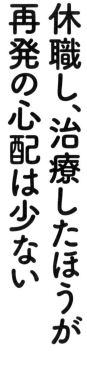

休職し、治療したほうが再発の心配は少ない

職場の調整がきかないなら休職するべき

うつ病の急性期には安静が必要なので、本来は休職がベストです。迷う場合には、下図のような基準で判断してください。本人が就労を希望する場合には、治療をしながら状態を見極めますが、業務軽減など職場の環境調整が難しければ、休職して治療したほうがよいでしょう。

絶対に休職するべき

□ **妄想、幻覚、幻聴がある**

妄想や幻覚、幻聴などの精神病症状が現れているとき。お金があるのに、ないといっておびえる「貧困妄想」が代表的。入院措置も視野に入れる。

□ **自殺を考えている**

自殺企図、強い希死念慮が見られるとき。非常に危険なので、休職はもちろん、入院措置も考える。

□ **ほぼ寝たきりの状態にある**

ごはんを食べられない、お風呂に入れない、ベッドから起き上がれない、といったような状態のとき。

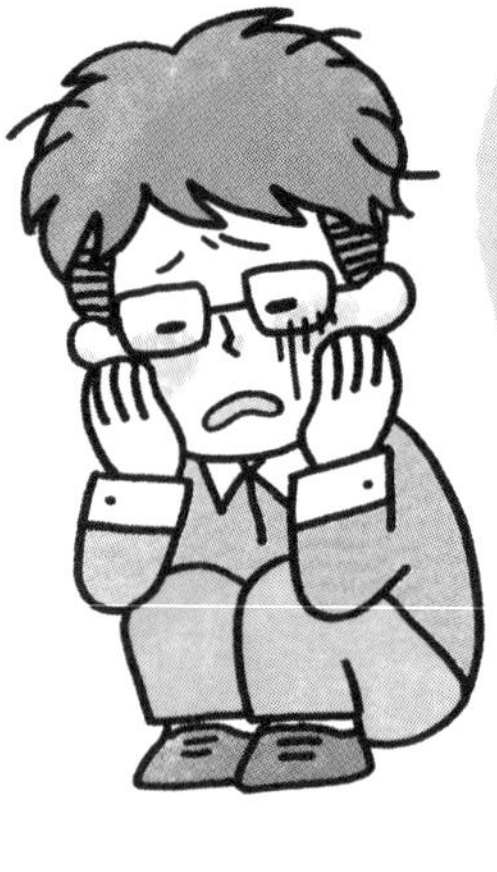

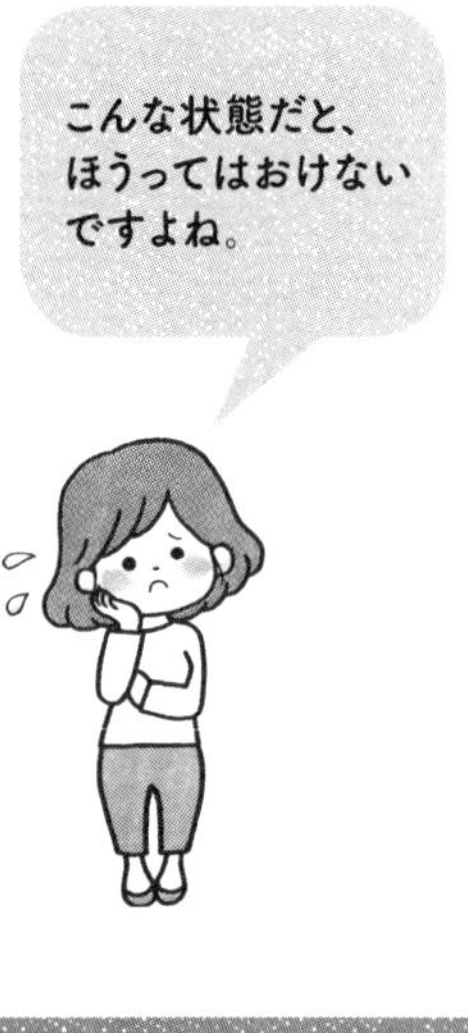
こんな状態だと、
ほうってはおけない
ですよね。

うつ病経験者は迷わず休職を選ぶ

通院中の患者さんの１～２割程度は休職中、８～９割が就労しながら通院しています（ハートクリニック調べ）。

急性期に休職していても、多くが回復期に職場復帰します。ただ、回復期にも症状をぶり返すことがあり、再び休職するケースは珍しくありません（全休職者の６～７割）。過去にうつ病を経験している人は、こうした事態をさけるため、最初から休職を選ぶ人が多くなります。

休職したほうがいい

□ **本人の評価が下がる**

集中力を失い、単純ミスを連発している。そのまま仕事を続けると本人の評価が下がり、不利になる恐れがある。

□ **出勤に抵抗感がある**

出勤に抵抗感があり、行くのを渋っていたり、会社に行くように見せかけ、別の場所に出かけていたりする。

□ **希死念慮が見られる**

実行はしないものの、「死にたい」とこぼしたり、自殺を望むようなサインが見られたりする。

□ **帰宅後にぐったりしている**

仕事から帰ってくると、口数が少なく、ぐったりしてしまい、食事やお風呂なども面倒がる。

□ **職場環境が過酷**

職場が人手不足、業務過多。仕事を続けながら、通院、療養することが許されない。

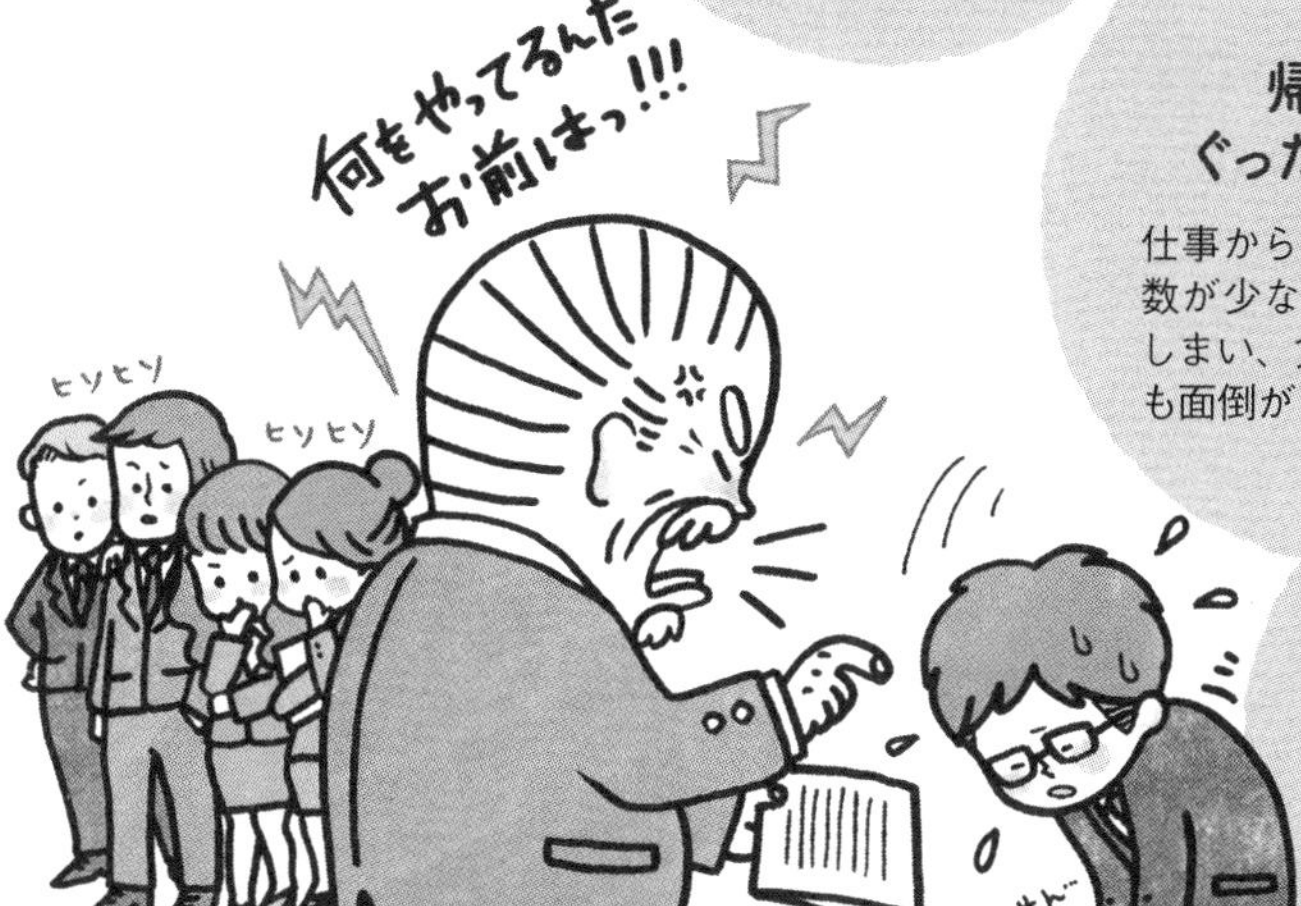
何をやってるんだお前はっ!!!
ヒソヒソ
ヒソヒソ
すみません…

うつ病の診断

妻からの情報も診断の材料。2割程度は、後日診断名が変わる

うつ病の主訴は「抑うつ状態」。抑うつ状態は多くの病気で見られるため、初診時に「うつ病」と確定するのは難しいもの。別の病気か同時に生じているほかの障害による抑うつ状態の可能性もあります。

医師は複数の病気を想定しながら治療を始める

精神科では、患者さんの訴えから診断を下します。アメリカ精神医学会や日本うつ病学会などの診断基準にどれだけ合致するかで診断を下します（操作的診断）。患者さんから得られる情報だけでなく、初診時に妻からの客観的な情報を得られると正確な診断を下すのに役立ちます。

一般的に、初診では4つ程度の病気を見立てます。そのうえで1～2つの病名に絞り込み、診断を下し、薬を処方します。顕著な症状をおさえるために、先に予測した複数の病気が重なり合う部分に効果が期待できる薬が使われます。

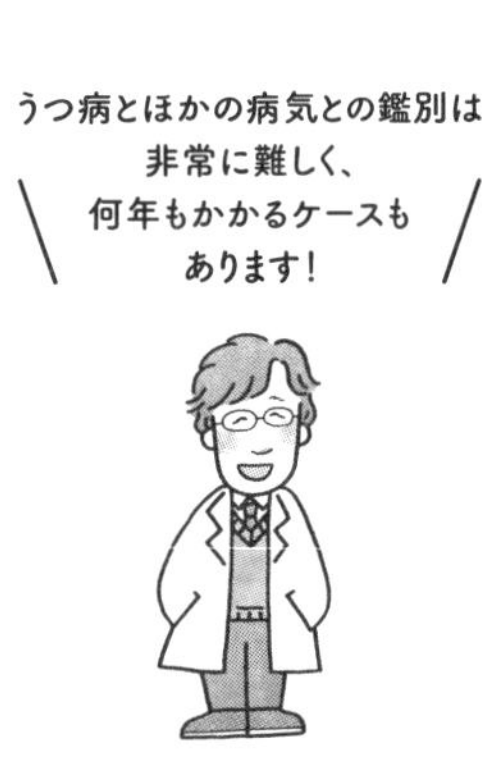
うつ病とほかの病気との鑑別は
非常に難しく、
何年もかかるケースも
あります！

後から別の病気だと判明することもありますが、最初にこのように投薬することで、確実にいまある症状をやわらげることができます。

過去のうつ病が決め手になることも。妻の視点が重要

また、腰痛を訴えているものの、骨や筋肉、神経に異常が見られない、動悸がするのに心臓を調べても問題が見つからない、といったケースは「身体表現性障害」と呼ばれます。生活の急変に対応できず、精神のバランスを崩すようなケースは「適応障害」と診断されることも。これらの多くが、後日「うつ病」だと診断されます。

躁とうつを一定期間でくり返す「双極性障害」では、うつ病同様の期間があるため、長期間かけて見極めていく必要があります。

最後まで病名を確定しかねる患者さんも、うつ病全体の1～2割に見られます（P38参照）。それほどうつ病の診断は難しいのです。

ただ、うつ病の場合は過去に軽度のうつ病を経験していることが多く、今回のうつ病が「再発」に当たる人も珍しくありません。「過去に2回程度、うつ病のような症状になったことがあるか」が、診断の決め手になることがあります。病室で妻が「そういえばあのとき！」と思い出し、本人が過去のうつ病に気づくことも。妻からの情報は重要なのです。

10年かけて真の病名がわかった人もいる

うつだけでなく、躁・軽躁状態が4日以上続く場合には、「双極性障害」と診断されます。

抑うつ状態からうつ病と診断され、5～10年近く抗うつ薬を服用していた人が、その後、躁に転じて、最終的に双極性障害だとわかった例があります。

とくに軽躁だと、口数が多かったり、活動的になったりする程度で、本人も周囲も気づくことができず、時間がかかってしまいがちです。

うつ病と似た症状が出る病気＆同時に起こる病気

統合失調感情障害

統合失調症と感情障害がほぼ同時に現れる。感情障害には躁病型、うつ病型、躁うつ病型がある。

症状が似ている	同時に起こる
○	—

統合失調症

考えがまとまらなくなる病気。陽性症状では幻覚（とくに幻聴）と妄想。陰性症状では意欲低下、感情表現の減少。いずれもうつ病でも起こる症状。

症状が似ている	同時に起こる
○	—

双極性障害

現在、抑うつ状態でも過去に躁、軽躁状態があれば双極性障害を疑う。躁うつのサイクルは１日内に起こる人もいれば10年単位の人もいる。

症状が似ている	同時に起こる
○	—

多形性精神病性障害

幻覚や妄想、知覚障害など多様な症状がめまぐるしく変化しながら生じる。機嫌がいいかと思えば、急に不安や過敏になったりする。

症状が似ている	同時に起こる
○	—

気分循環症

持続的に気分が不安定。双極性障害ほどの規模ではないが、年４回以上のアップダウンが見られる。長期では社会的信頼を失うケースが多い。

症状が似ている	同時に起こる
○	○

気分変調症

小さい頃から死にたい気持ちがあるのが特徴。終日にわたる疲労感と抑うつ状態が２年以上続く。自分では異常だと気づけない人も多い。

症状が似ている	同時に起こる
○	○

境界性パーソナリティ障害

感情の起伏が激しく、人間関係を安定的に築きにくい。自分を庇護してくれる人物を失った際が危険。非定型うつ病をともなうことが多い。

症状が似ている	同時に起こる
○	—

PTSD（心的外傷後ストレス障害）

災害や事件、いじめなどによって受けた心理的な反応が、フラッシュバックにともない、悪夢、不眠、不安、抑うつ状態として現れる。

症状が似ている	同時に起こる
○	○

適応障害

理性によって対処できないことが続いて、抑うつ状態、不安や、めまい、動悸などの自律神経症状が現れる。のちにうつ病の診断が下されることも多い。

症状が似ている	同時に起こる
○	○

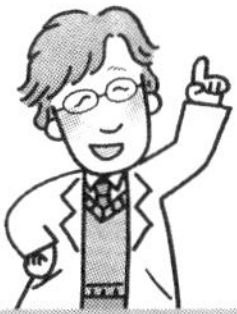

おもなものだけでもこれだけあります。
うつ病単体より、ほかの病気をともなうほうが、
治療時間は長くなります。

離別反応にともなう抑うつ状態

家族や恋人、ときにペットなど、大切な存在を失うことによって起こる抑うつ状態。悲嘆の感情をともなう。そのままうつ病に至るケースも多い。

症状が似ている	同時に起こる
○	○

精神活性物質誘発性気分障害

コカイン、カフェイン、ニコチン、向精神薬など合法非合法にかかわらず精神活性物質を摂取し、気分が不安定になる気分障害のひとつ。

症状が似ている	同時に起こる
○	○

身体疾患にともなう抑うつ状態

精神科以外での治療を要する（P20）。抑うつ状態により、体の病気への治療意欲が低下。症状を悪化させ、長引かせる。再発率も高まる。

症状が似ている	同時に起こる
○	—

各種不安障害

前触れもなく過呼吸などにおちいるパニック障害、対人場面で過度に緊張する社交不安障害など強い不安とともに生じる抑うつ状態。

症状が似ている	同時に起こる
○	○

知的障害にともなう抑うつ状態

知的障害があることで、社会生活がうまくいかず、二次的に抑うつ状態におちいる。介護者や親の喪失などがきっかけになることが多い。

症状が似ている	同時に起こる
○	○

神経発達障害にともなう抑うつ状態

自閉スペクトラム症、ADHDなど、神経発達障害によって、仕事や家庭がうまくいかず、社会生活に不具合が起こり、抑うつ状態におちいる。

症状が似ている	同時に起こる
○	○

強迫スペクトラム障害

不安・緊張を払拭するために、手洗い、戸締り確認などをくり返す。次第にエスカレートし、生活に支障をきたす。

症状が似ている	同時に起こる
—	○

依存症

アルコール、ギャンブル、ネットなどさまざまな依存対象がある。行為、行動、関係に耽溺し、自己制御できなくなる。うつ病をともなうものも多い。

症状が似ている	同時に起こる
—	○

認知症による抑うつ状態

認知症の前段階で起こる抑うつ状態。高齢者では、抑うつ状態から認知症が始まることも多い。悲観から、興味や関心を失うことも多い。

症状が似ている	同時に起こる
○	—

薬物療法①

薬の管理は必須。治るまでのみ続ける

うつ病の治療には、休養と薬がなによりも重要です。とくに薬は処方された量を、確実にのみ続けなければなりません。途中でやめるとたちまち症状を悪化させ、長引かせてしまいます。

薬への反応性を見ながら、脳内神経物質の量を一定にキープ

薬物療法では、抗うつ薬や抗不安薬など、症状に応じてさまざまな薬が使われます。治療開始時では1～2種類程度の薬が処方されます。1週間後の診察で経過を観察します。薬に対してすぐに反応が見られる人なら、1週間程度で激しい症状がおさまっていくこともあります。薬への反応性は個々に違います。週1回のペースで診察し、薬の種類や量を調整していきます。

胃腸の粘膜を荒らす副作用があるため、胃弱の人や、胃炎、胃潰瘍、十二指腸潰瘍などがある人は、胃腸薬があらかじめ処方されます。また、

服用開始時に起こりやすいアクティベーションシンドローム

一般的に使われるSSRIという抗うつ薬では、まれに、新たに服用したタイミングで、発作的な反応が見られる人もいます。強い不安や、めまい、動悸、下痢、呼吸苦、緊張性頭痛など自律神経症状が生じる場合には、別の薬を検討する必要があります。

頭痛やめまい、耳鳴りといった自律神経症状をともなうアクティベーションシンドロームが起こる人がいます（P40下参照）。この場合は、新たな抗うつ薬を最低用量の4分の1程度量から服用し、徐々に増やしていくことで対処することもあります。

のみそこなったら、忘れたぶん必ず翌日にのむ

抗うつ薬は、頭痛薬などの鎮痛薬とは異なります。痛くなったら服用するのではなく、つねにのみ続けることで効果を発揮します。

薬をのむことで、抗うつ薬の成分が血液中に溶け込み、脳内で働きます。有効な血中濃度を維持することが重要なのです。うつ病を放置すると、脳の神経細胞が死んでいく「アポトーシス」という現象を招くことも知られています。一定量に維持すれば、アポトーシスを防ぐこともできます。

もし1日2回のむ薬を1回のみ忘れたら、翌日には3回ぶん服用します。胃腸障害を防ぐために「食後に服用」と指示されることがあります。うつ病の症状がひどくて食事がとれない場合でも、薬だけはのんでください。胃が荒れるなら胃腸薬ものめばいいのです。

正しく服薬すれば、順調に回復していきます。薬ののみ忘れが続くと、

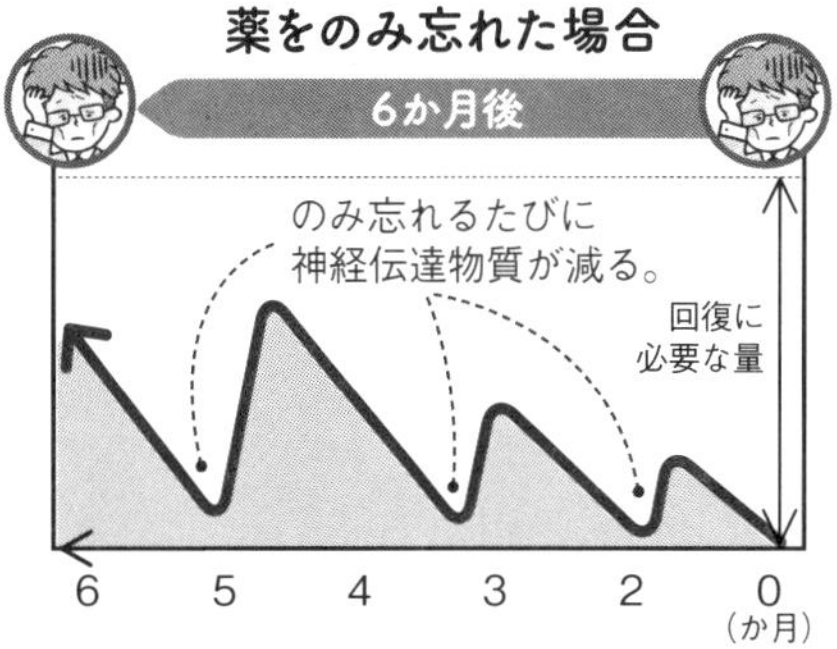
薬をのみ忘れた場合
6か月後
のみ忘れるたびに
神経伝達物質が減る。
回復に
必要な量
6
5
4
3
2
0
（か月）

薬をのみ忘れるたびに、神経伝達物質が減るため、回復に必要な量に戻しにくくなる。

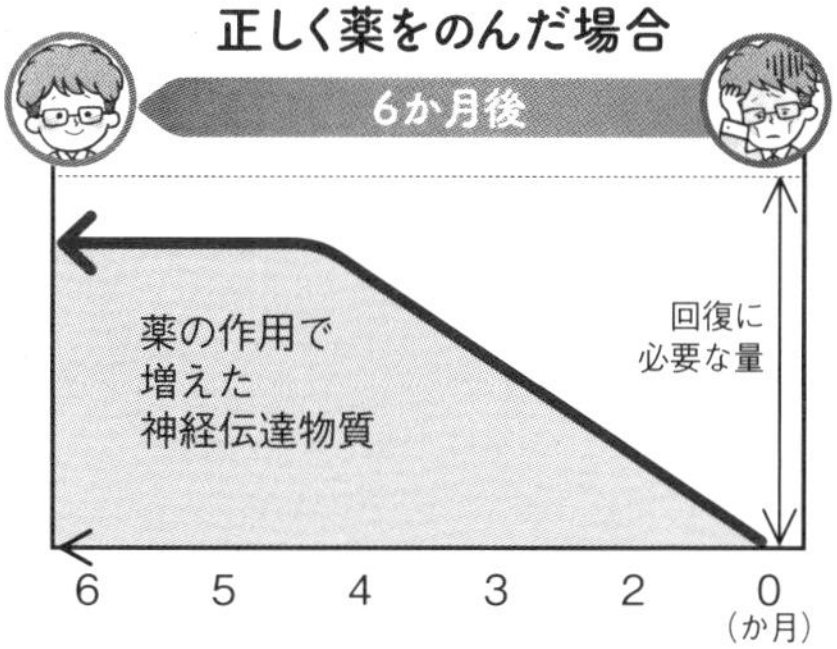
正しく薬をのんだ場合
6か月後
薬の作用で
増えた
神経伝達物質
回復に
必要な量
6
5
4
3
2
0
（か月）

一定量の薬をのみ続ければ、脳内の神経伝達物質が順調に増えていく。

回復が半年〜1年以上も後退し、症状が後戻りする「再燃」のリスクが3〜5倍高くなります。

3割程度の人でまったく効果が出ないことも

うつ病は、セロトニンやノルアドレナリンなどの神経伝達物質がうまく伝わらないことがおもな原因だと考えられています（Ｐ28参照）。

抗うつ薬には、これらの神経伝達物質が再とり込みされるのを防いだり、放出や受容をうながしたりし、脳内の情報伝達をスムーズにする働きがあります。日本ではＳＳＲＩやＮａＳＳＡ、ＳＮＲＩが使用されてきましたが、２０１９年11月から新たにボルチオキセチン（セロトニン再とり込み阻害・セロトニン受容体調節剤）も保険適用されました。

三環系、四環系抗うつ薬は古いタイプです。副作用が強く現れることがあり、新しいタイプの抗うつ剤がきかない場合に使用されています。

6割以上は、抗うつ剤で改善しますが、薬がじゅうぶんにはきかない人も3割程度います。このような人には、初期からほかの精神療法（Ｐ46参照）が試されることがあります。

また、抗うつ薬以外では症状に応じて抗不安薬や気分安定薬、抗精神病薬、睡眠薬なども処方されます。

うつ病に使われるおもな薬

抗うつ薬

ボルチオキセチン	NaSSA	SNRI	SSRI
セロトニン再とり込みを阻害し、セロトニン濃度を上昇させる。また、セロトニン受容体調整作用で浮遊する複数の神経伝達物質の量を増やす。	ノルアドレナリン作動性・特異的セロトニン作動性抗うつ薬。神経伝達をスムーズに改善。抑うつや不安、不眠をやわらげる。	セロトニン・ノルアドレナリン再とり込み阻害剤。セロトニン系とノルアドレナリン系に作用。効果が出やすい。	選択的セロトニン再とり込み阻害剤。セロトニン系のみに作用するためセロトニンを増やせる。副作用も少ない。

SSRIはセロトニンの再とり込みをブロックする

SSRI は、新しい抗うつ薬のひとつで、選択的セロトニン再とり込み阻害剤（Selective serotonin reuptake inhibitor）の頭文字から名づけられました。セロトニン系のみに選択的に作用し、再とり込みを阻害することで、セロトニンの量を増やすことができます。

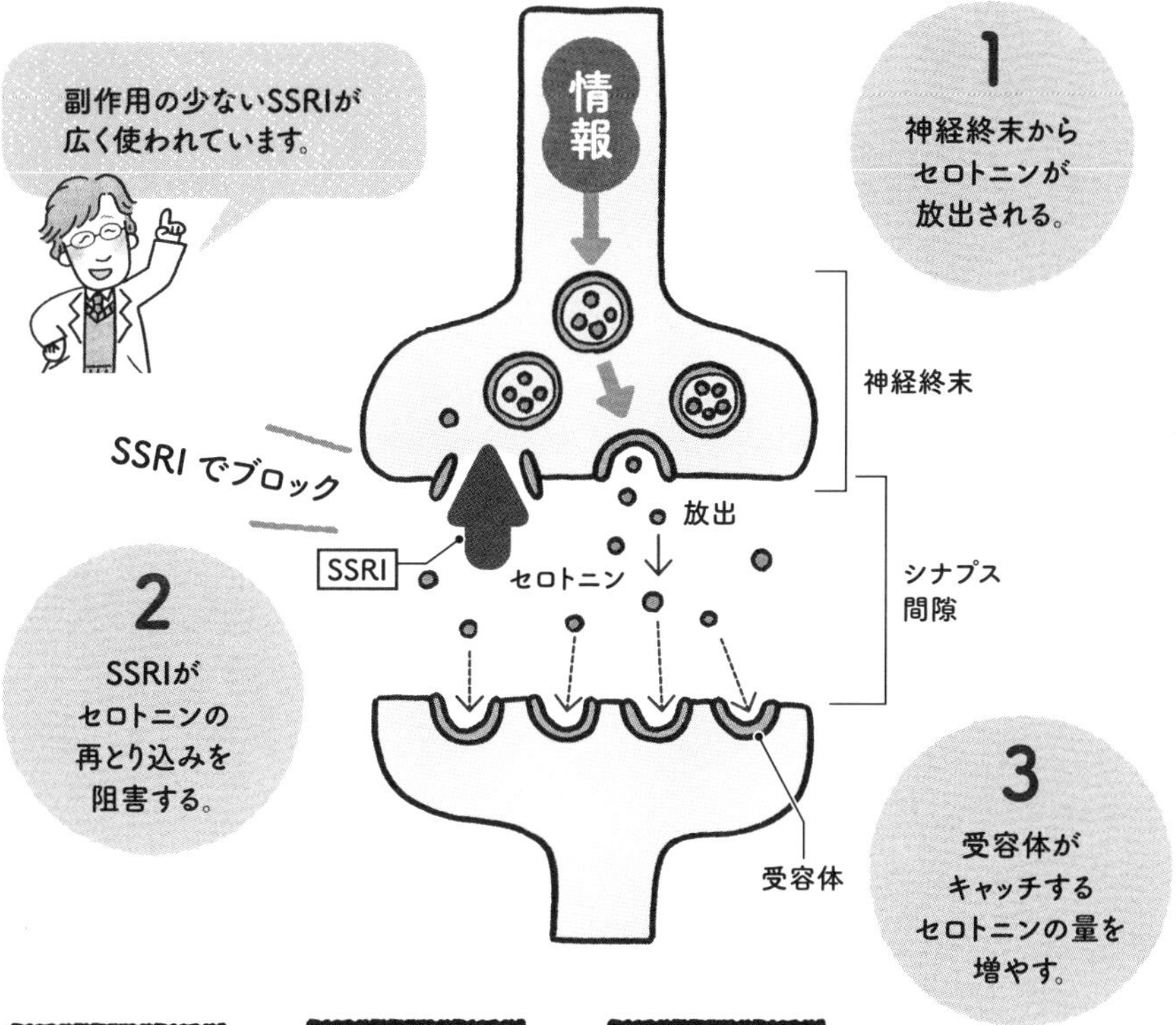
副作用の少ないSSRIが広く使われています。
情報
1
神経終末からセロトニンが放出される。
神経終末
SSRI でブロック
放出
SSRI
セロトニン
シナプス間隙
2
SSRIがセロトニンの再とり込みを阻害する。
受容体
3
受容体がキャッチするセロトニンの量を増やす。

非定型抗精神病薬

ドーパミン・セロトニン拮抗薬。幻覚、妄想、感情や意欲の障害などを改善する。統合失調症様症状があるときに使われることがある。

気分安定薬

炭酸リチウム。感情の高まりや行動をおさえることで躁病などの改善や抗うつ薬などの作用を補助する薬。

抗不安薬

中枢神経に作用し、不安や興奮をおさえるベンゾジアゼピン系。抗不安、催眠、筋弛緩の作用。眠気などの副作用。依存性がある。

三環系抗うつ薬

複数の神経伝達物質にきき、副作用が多い。

四環系抗うつ薬

三環系より効果があり、副作用が少ない。

薬物療法②

お酒は控えて。多くの風邪薬は一緒にのんでも大丈夫

うつ病の治療は長期間に及びます。その間、風邪薬をのむこと、お酒をのむこともあるでしょう。抗うつ薬への影響を理解しておきましょう。

インフルエンザでも、抗うつ薬はやめないで

もっとも気をつけたいのは、アルコールと一緒に抗うつ薬をのむこと。アルコールと薬は相互作用で薬がききづらくなったり、ききすぎてしまったりします。とくに抗うつ剤と一緒にのむと、思考力、判断力を失い、衝動的な行動を誘発しやすくなります。酩酊状態で自殺行為に及ぶ恐れも。うつ病の場合、一定の薬の成分がつねに血中にとどまるように服用するため、いつ飲酒しても、わるい作用が現れます。

うつ病になったらお酒は極力控えてください。仕事を続けながら治療している人で、どうしてものまざるを得ないという場合は、主治医に相談のうえで飲み会前の休日に、少量のアルコールでの相互作用の出方を

抗うつ薬ののみ方、これだけは守って！

1. 勝手にやめず、毎日のみ続ける
2. のみ忘れた抗うつ薬は、余さずのむ
3. 風邪薬をのむときも、抗うつ薬をやめない
4. 抗うつ薬服用中はアルコールをのまない
5. 異変があるときは医師、薬剤師に相談する

チェックしましょう。酒量の限界量を知ることができます。

一方、ほかの薬とののみ合わせは、ほぼ問題ありません。風邪やインフルエンザで薬をのむときにも、抗うつ薬はやめないでください。ただ、うつ病で処方されるてんかん薬の一部に、抗生物質とののみ合わせが心配されるものがあります。薬を記録する「おくすり手帳」を持参し、主治医、薬剤師に確認しましょう。

動けないのに食欲が改善され、太ることも

また、抗うつ薬を服用すると体重が増加するケースがあります。これは薬そのものの作用というより、うつ病の症状との兼ね合いで起こる現象です。うつ病になると、身体の活動性が低下し、消費カロリーが減少します。伸筋機能や消化管の蠕動《ぜんどう》運動の低下で基礎代謝も落ちやすいため、体重が増えやすくなるのです。

このタイミングで抗うつ薬をのむと、まず食欲が改善されます。運動機能や運動への意欲の改善は、遅れて作用するため、食べられるが動けない状態がしばらく続き、体重が増えるのです。うつ病自体は改善に向かっている証拠なので、この時期はローカロリーの食事で、腹八分目におさえるように気をつけましょう。

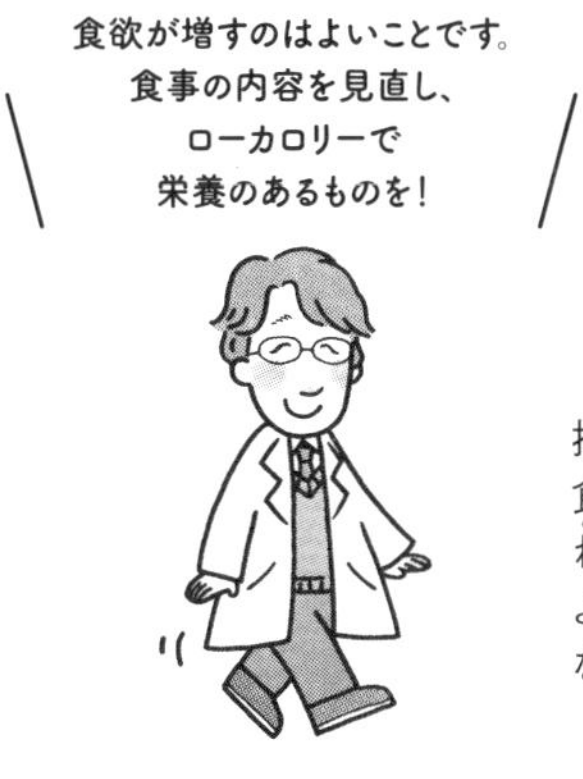
食欲が増すのはよいことです。
食事の内容を見直し、
ローカロリーで
栄養のあるものを！

抗うつ薬で太るのは？

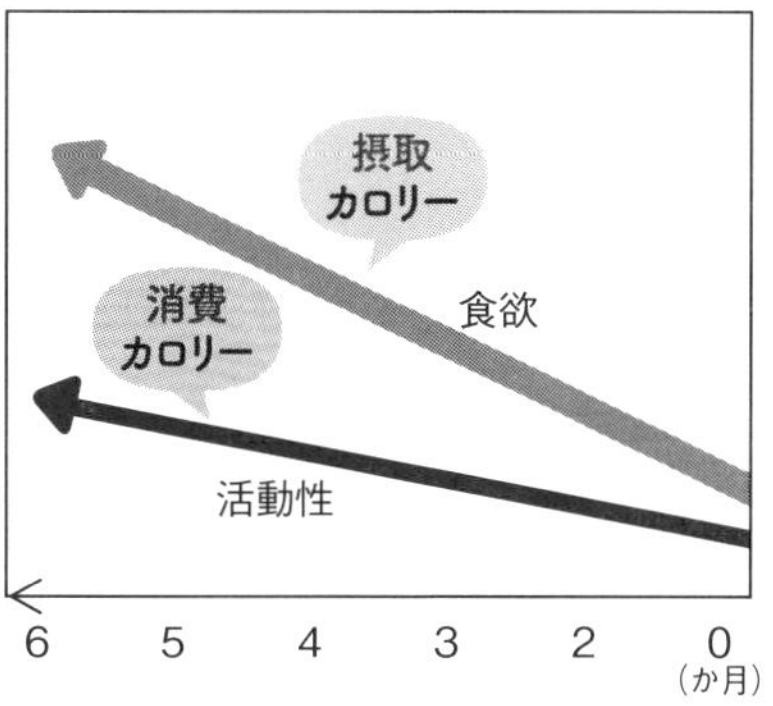
摂取
カロリー
食欲
消費
カロリー
活動性
6
5
4
3
2
0
（か月）

抗うつ薬の作用で食欲が先に改善される。動けないが、よく食べるようになり、太りがちに。

認知行動療法は、回復期から始めると効果大

うつ病の治療は薬物療法が中心ですが、それ以外の治療法を併用して効果が上がる場合もあります。また、近年抗うつ薬がきかない人にも有効とされる治療法も注目されています。

認知行動療法は回復期が効果が大きい

薬物以外の治療法で注意したいのは、適切な病期に行うということです。絶対安静が必要な急性期に無理になにかをさせてはいけません。ストレスがかかり、かえって症状が悪化してしまいます。

うつ病には朝の散歩やジョギングがいいという人もいますが、運動だけで改善するのはごく一部の、軽症でスポーツ好きな人にかぎられます。運動がしたい人は、担当医に相談してから行いましょう。

カウンセリングや認知行動療法も、初期には逆効果。回復期になり、落ち着いて発症時のできごとをふり返れるようになってから始めます。

薬物療法以外の治療法

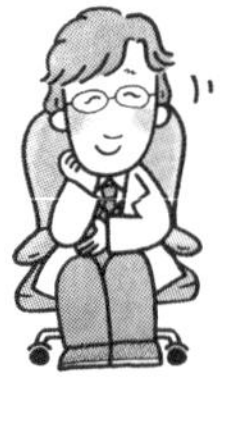

カウンセリング

臨床心理士らが話を傾聴、受容・共感し、自己に気づきを与える「来談者中心療法」や深層心理を解釈し洞察を深める「精神分析的心理療法」など。

認知行動療法

カウンセリングによる面談や、ワークを通じて、ものごとの捉え方や行動パターンの偏りに気づき、変化をうながす。考え方のクセを修正する。

マインドフルネス療法

瞑想を通して「いま、この瞬間」に注意を集中することで、精神状態を変容させていく。習慣的に行うと再発予防に有効と考えられる。

医療機関のリワークプログラム（P78参照）では、認知行動療法やマインドフルネス療法が行われることもあります。再発防止のための勉強にもなるので参加してみるといいでしょう。

機械を使うものは担当医とよく相談して

光療法は、比較的初期から薬物療法と一緒に行うことができます。ただし「冬季うつ病」のように季節性要因が明確な場合のみ有効です。冬場も晴天が多い地域で行ってもあまり効果がないでしょう。

電気けいれん療法は、重篤なうつ病に対して行われます。改善率は9割以上ですが、受けられる医療機関はかぎられており、1か月程度の入院が必要です。一度電気けいれん療法を受けると、再発時にもこの療法で治療しなくてはなりません。慎重に選択する必要があります。

rTMS療法は、反復経頭蓋磁気刺激療法といい、磁気刺激を用いて大脳を刺激する方法です。2019年、抗うつ薬でじゅうぶんな効果が得られない人にかぎり、健康保険が適用されるようになりました。薬物療法との併用が望ましいと考えられます。

いずれにしても、新たな治療法を希望する際には、必ず担当医に相談し、指示に従ってください。

rTMS療法（反復経頭蓋磁気刺激療法）

頭皮上から磁気刺激を与え、大脳皮質を活性化させる低侵襲的療法。薬物療法がきかない人の治療法として注目。

電気けいれん療法

不安や焦燥感が強い激越性うつ病や、妄想・幻覚などの精神病症状をともなう重いうつ病に実施。治療には入院が必要だが、9割は改善する。

運動療法

英連邦圏では軽症うつ病の第1選択としている国が多い。運動によって、抑うつ状態が改善される。ただし、日本では一般的ではない。

光療法

専用の高照度照明器具を用い、一定時間光を浴びて抑うつ状態を改善する。冬に日照時間が短くなって生じる「冬季うつ病」にのみ有効。

休職の拒否

まず治療経過を見て、途中で休職してもかまわない

うつ病の治療で肝心なのは、しっかり休むということです。休職したほうが治療はスムーズですが、仕事への責任感や収入の問題などで、判断に迷う人も多いでしょう。

絶対に休職が必要なのは、幻覚・妄想などの精神病症状や自殺企図がある場合です。寝たきり状態なら、事実上就労は不可能です。

帰宅後ふつうに過ごせるなら休職せず治療

出勤に抵抗があったり、帰宅後ぐったりしてしまったりするようなら、休職をすすめます。職場で業務軽減などの環境整備ができなければ、就労はさけるべきです。無理に働き続けると、症状が進行し、ミスが頻発したりして、結局職場での評価が下がってしまいます。

不安や自律神経症状が見られ、意欲低下や倦怠感が続く場合でも、一応仕事に行くことができ、帰宅後も疲労が強くなければ、様子を見ても

	急性期	亜急性期
休職すると	トイレや食事以外なにもしないで寝ていられるため、じゅうぶんな休養をとることができる。	安静にしながらも、自分が好きなことだけをしていられる。
休職しないと	自宅にいるあいだはなにもしない。職場では業務を軽減してもらう。	自宅では安静にして過ごす。職場では業務を軽減してもらう。

かまいません。ただ薬で改善しないなら、休職も検討しましょう。

最初の症状と照らし合わせ、よくなっているかで決める

休職したほうがいい状態でも、「周囲に迷惑をかけたくない」という理由などで、かたくなに出勤を希望する人がいます。このような場合、「仕事を続けたままでも改善するならよいけれど、改善しないならば休むことにしましょう」と提案します。

なかには薬がよくきく人もいます。しかし2～3週間程度服薬しても改善しないようなら、「このままだと難しいですね」と休職をうながします。この頃になると、本人も自覚が生まれ、案外スムーズに聞き入れてくれるものです。

重要なのは、初診時の症状の記録です。初回の問診で、医師は症状を細かくチェックします。その後、初診時の症状と照らし合わせながら、改善の程度をみます。詳細な記録を残すことで、本人の漠然とした感覚ではなく、「よくなったといっても、この点は変化していませんね」「これは、以前なかった症状ですね」などと具体的に確認でき、本人も症状を自覚しやすくなります。本人や家族も、受診のたびに訴えた症状をメモしておくと、客観的に病状を把握しやすく便利です。

	回復期	部分寛解期
時間や行動をコントロールでき、治療がスムーズ。	リワークプログラムなどに参加し、徐々に職場復帰していく。	ゆったりマイペースで過ごすことができる。無理をしないで済む。
絶対安静の時間が減るため、すべての期間で時間がかかる。	自宅では休養する。職場では業務軽減を解除し、少しずつ元に戻していく。	自宅では休養する。職場では引き続き業務を軽減してもらう。

医療への不満

一度は医師に不満を伝える。改善されなければ変更する

担当医との相性がよくないなどの理由で、医療機関を転々とする「ドクターショッピング」を続けてしまう人もいます。

患者さんに選ぶ権利はあるが、対話は必要

患者さんには、医療機関や医師を自分で選ぶ権利があります。ドクターショッピングはその点で、必ずしもわるいことではありません。ただ、対応が気に入らないなどの理由で、四六時中変更していると、治療はそれだけ遅れてしまいます。不満があれば一度は率直に担当医に伝え、対話する努力をしてください。

例えば急性期に医師から具体的な生活の指示をもらえず、腹を立てる患者さんがいます。精神科の医師には、「傾聴」を重視するカウンセリング手法を念頭に置いている者も少なくありません。具体的になにかを指導したり、うながしたりすることは慎む傾向があります。

患者さんからの訴えがなければ、医師によっては必要以上のコミュニケーションをとろうとしないことも。希望があれば伝えてください。夫が診察室でうまく伝えられないときは、妻がサポートします。

変えるなら、一年通院してみてから

うつ病の治療にあたって、医師はある程度類型化しながらも、患者さんごとに個別の対応をしていきます。「ガイドライン通りではない」「SNSで似たような症状なのに違う治療を受けている人がいた」など治療への疑問や不信を抱いたときは、率直に担当医に尋ねてください。

改善の努力なしに医療機関を変更すると、同じことをくり返す恐れがあります。交渉したうえで一年程度通院し、不満があれば、別の医師を紹介してもらいます。治療の引継ぎは難しくありません。医師同士では処方箋を見るだけで、見立てや治療方針を理解できることが多いものです。

うつ病では10年以上、同じ医師が同じ患者さんを診療することもあります。こういうケースでは、医師は患者さんの人生そのものを見ているともいえます。うつ病は慢性化することもある病気なので、人生の節目ごとに再発リスクがあります。自分を理解してくれる医師がいると、こうした節目を乗り越える強い味方になるはずです。

心理的要素が強いうつ病では、医師への心酔は逆効果

医師との信頼は必要ですが、心酔するような関係は要注意です。

心理的要因が強いうつ病の場合、「転移性治癒」といい、医師に心酔することによって、表面的に改善しているように見える場合があります。このようなケースでは患者さんが依存的になるため、その医師から離れると元に戻ってしまい、別の医師では治療がうまくいかないことがあります。うつ病の治療では、医師とは適切な距離を保つことが大切です。

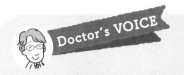

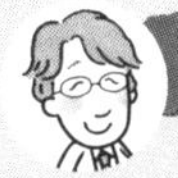

Doctor's VOICE

世代によりうつ病の認識が違う？ 義母や母が偏見をもつ理由

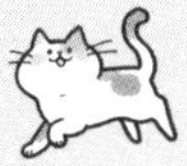

かつて女性にうつ病はなかった？

近年、うつ病はとくに珍しい病気ではなくなりましたが、それでも一定年齢以上の人は、いまもうつ病に偏見をもつ傾向があります。

一方、若い世代はインターネットなどで情報を得ているためか、抵抗なくうつ病を受け入れる人も多いようです。なかには、自ら「うつ病なんです」と、クリニックを訪れ、「心配するので、親には言わないでください」などと言う高校生もいるほどです。

とくに偏見が強いのは、高齢の女性です。これにはうつ病診断をめぐる男性と女性の違いが関係しています。じつは、女性のうつ病は、社会的に認知されていなかった時期があるのです。

新しい抗うつ薬が出るまで、抗うつ薬はおもに男性にしか使われませんでした。それまでの抗うつ薬は、女性が服用すると、めまいや便秘などの強い副作用が現れるため、じゅうぶんな量を使用できないことが多かったのです。多くの女性のうつ病には効果的・専門的な治療ができず、心理療法などで対応するしかありませんでした。

「不安神経症」で薬を出していた

基本的に女性は男性よりも不安症状が強く現れがちです。そこで「不安神経症」という病名で健康保険適用の抗不安薬が処方されていました。抑うつ状態が続く女性は、カウンセリングや抗不安薬で対処しながら、症状とつき合っていくしかなかったのです。

そのため、上の世代の女性では「うつ病は不治の病」だと思っている人も多いのです。

Part3

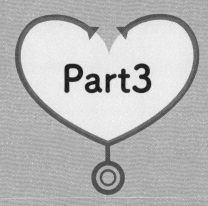

治療段階別のサポート

うつ病を長引かせないために家族ができること

うつ病の治療期間は
人によって大きく異なります。
本人の状況をよく理解し、
家族が適切なサポートをすることで、
治療の効率を高めることができます。

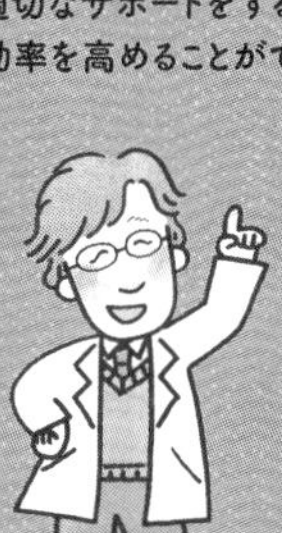

初回、定型のうつ病、抗うつ薬が合う人は治りが早い

うつ病のタイプや併存する病気で違う

うつ病にはいくつかのタイプがあり、処方される薬や経過が異なります。大うつ病と呼ばれる「定型うつ病」はもっとも多く、治療法が確立。新型うつ病と呼ばれる「非定型うつ病」や、ほかの精神疾患が併存している、またはうつ病を何度かくり返している場合は、治療に時間を要することがあります。

タイプ？

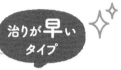

治りが早いタイプ

- □定型うつ病（大うつ病）である。
- □不安や自律神経症状はあまりない。
- □妄想、幻覚などの精神症状はない。
- □自殺念慮、自殺企図がない。
- □ほかの病気は一切合併していない。
- □うつ病のような状態になったのは今回が初回、あるいは2回目。
- □過去のうつ病の時期は1〜3か月程度だった。
- □過去のうつ病は黄色信号（P8）程度でおさまった。
- □躁・軽躁状態になることはない。
- □抗うつ薬、精神療法で症状がやわらぐ。

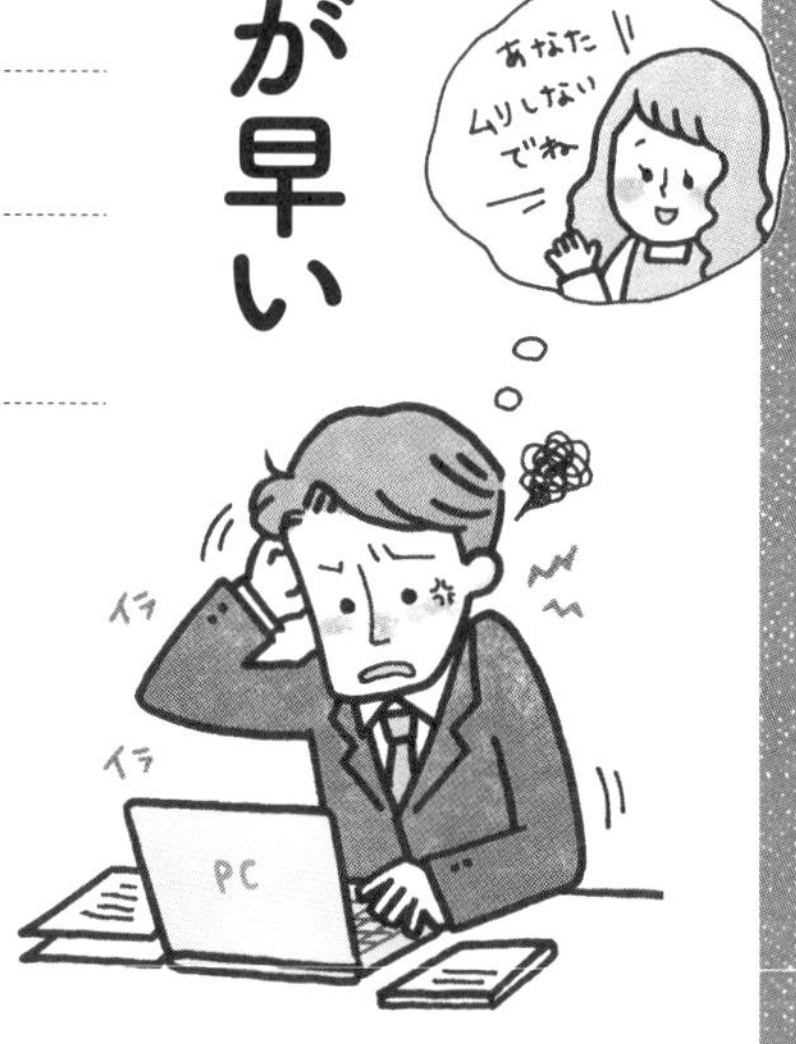

抑うつ状態は半月以上続いているものの、なんとか通勤している。躁や妄想などは見られない。

知って おきたい

楽しいことがあれば気分がよくなる「非定型うつ病」

「非定型うつ病」の特徴は、できごとに反応して気分が浮き沈みすることです。

従来の「定型うつ病」のように気分が落ち込むだけではありません。いやなことがあり落ち込んだかと思えば、楽しいことに出会うと、気分が晴れてしまいます。このため、周囲からは、たんなるわがままな人間と誤解されがちです。

若い世代のうつ病で、とくに女性に多い傾向があります。

治りが遅い タイプ

夫はどちらの

出勤してもすぐ帰ってきてしまったりすることも。感情の起伏が激しく自分でも制御できない。生活が立ち行かなくなる。

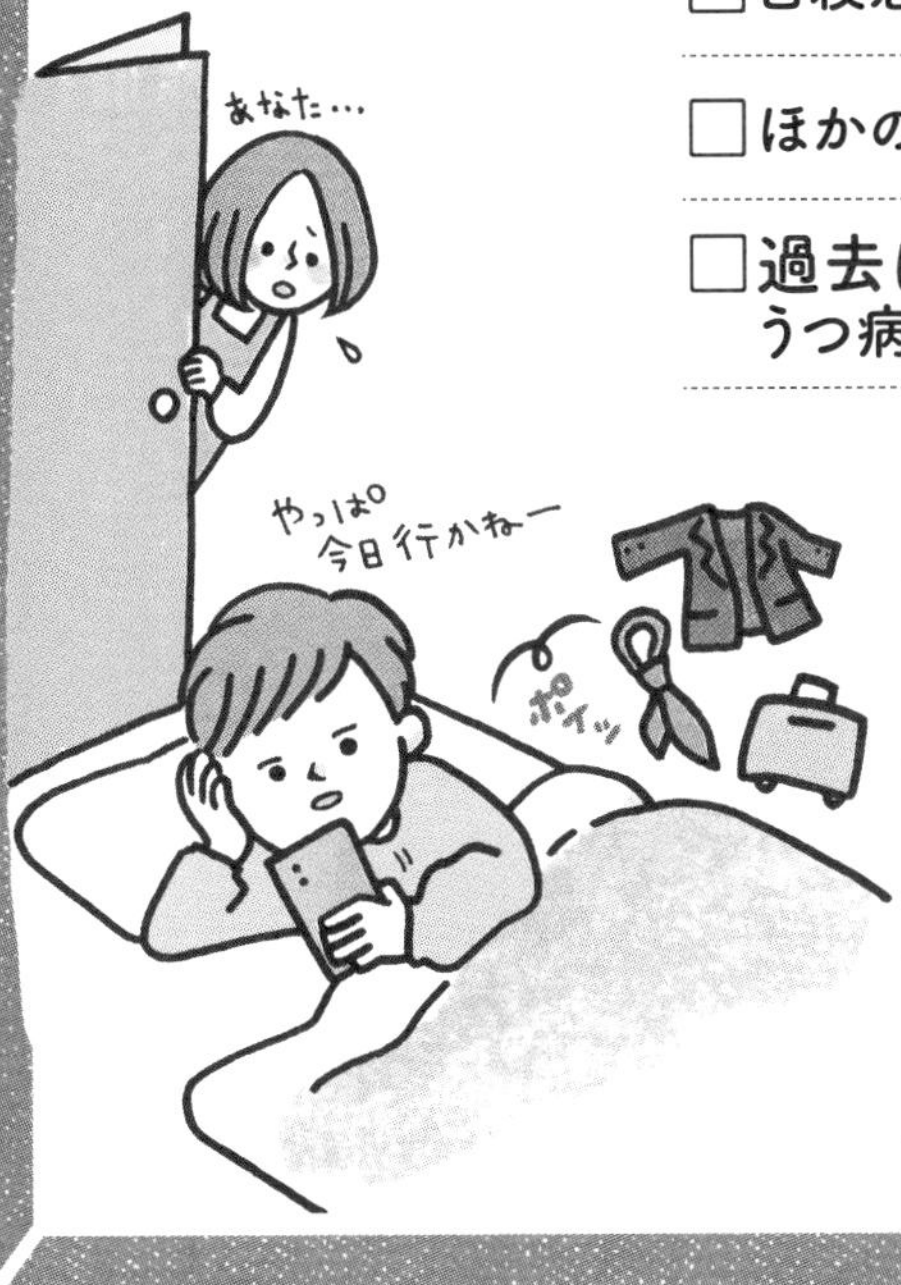

- □非定型うつ病である。
- □不安や自律神経症状が目立つ。
- □妄想、幻覚などの精神症状がある。
- □自殺念慮、自殺企図がある。
- □ほかのなんらかの病気を合併している。
- □過去に2回以上うつ病のような時期があった。
  - □過去のうつ病の時期が6か月以上続いた。
  - □過去のうつ病は赤信号（P10）まで出ていた。
  - □短期間でも躁・軽躁状態になることがある。
  - □抗うつ薬、精神療法で症状が改善されない。

家族の仲が良く、うつ病への理解が深く、経済的なゆとりがあるほうが治りは早い

家庭が安息の場になるかどうか

うつ病の治療は、家庭での休養の程度に左右されます。家庭の環境や雰囲気がとても重要。夫婦・親子関係が良好で、家族みんなで「安心して休ませてあげよう」と協力できる家庭なら、治療もスムーズです。家族に気兼ねなく、いつでも休めるように、静かで快適な居場所を用意することが大切です。

タイプ？

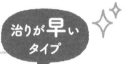

治りが早いタイプ

- □夫婦関係、親子関係が良好。
- □家庭生活を臨機応変に変化させ、家事や子育てもアウトソーシング化できる。
- □家に静かに休める空間がある。
- □精神障害に対して冷静に理解できる。
- □休職できる程度の経済的なゆとりがある。

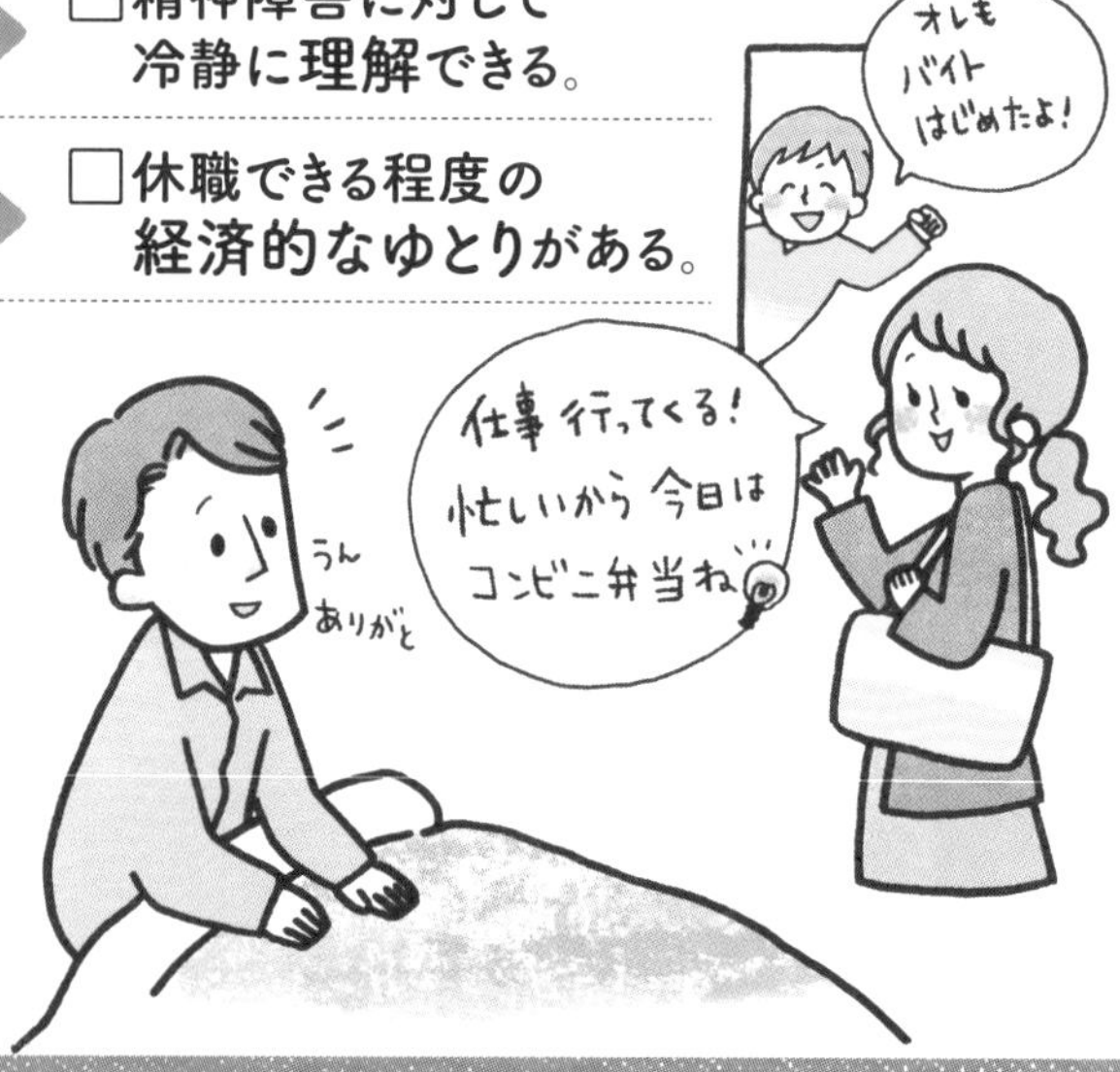
オレも
バイト
はじめたよ!
仕事行ってくる!
忙しいから今日は
コンビニ弁当ね
うん
ありがと

家族が協力的で、静かな場所でしっかり休める環境が整っている。

知って
おきたい

家庭内の静けさも重要
話すときは静かに、物腰もやわらかに

うつ病の人が家にいるときには、騒音に注意しましょう。うるさいところでは、音を処理するのに脳のリソースが消費されてしまい、大きなストレスになります。テレビがつけっぱなしだったり、家族が大声で言い合ったりするような家庭では、治療が進みにくい傾向にあります。家族同士のおしゃべりでも、つねに穏やかに、物腰やわらかな口調をこころがけてください。

治りが遅いタイプ

わが家はどちらの

- □夫婦関係、親子関係がよくない。
- □家庭生活に対する固定観念が強く、家事や子育てのアウトソーシング化に抵抗感がある。
- □家が狭く、うるさくて休養できない。
- □精神障害に対して偏見が強い。
- □休職で生活が回らなくなるほど経済的に困窮している。

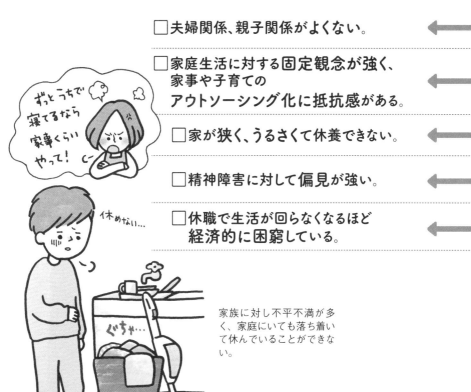

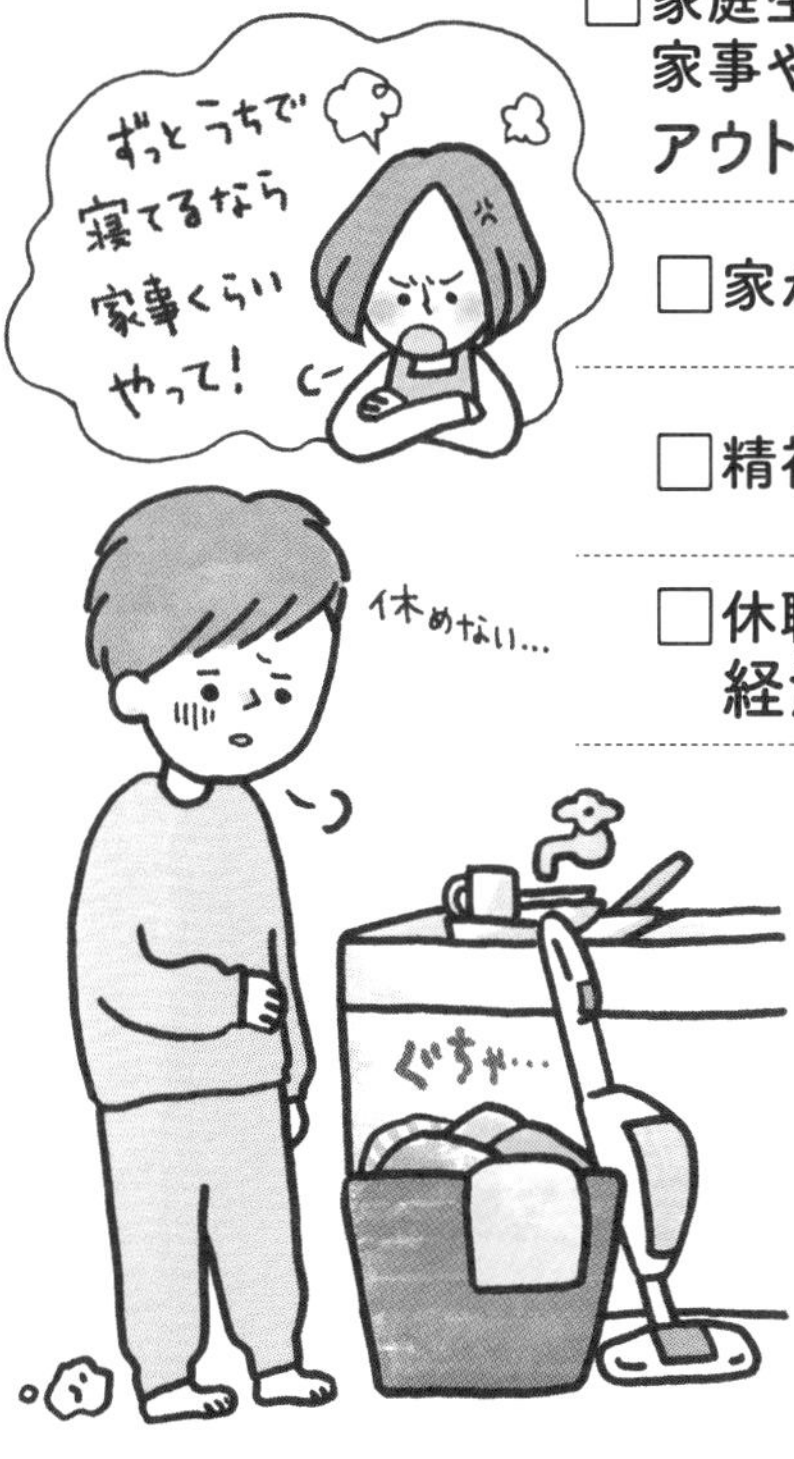
ずっと うちで
寝てるなら
家事くらい
やって!
休めない…
ぐちゃ…

家族に対し不平不満が多く、家庭にいても落ち着いて休んでいることができない。

こだわりや偏見が少なく、治療に前向きな人ほど治りが早い

本人の性格特性や態度が影響

疲れたら休み、できないことがあれば気軽に周囲に頼れるような人は治療も長引きません。一方、責任感やこだわりが強く、自分にも人にも厳しい人は治療にも時間がかかります。回復期に再燃、完治した後に再発しやすいのも特徴。認知行動療法などで、思考パターンを変えるトレーニングが必要です。

タイプ?

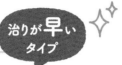

治りが早いタイプ

- □容易な目標をクリアしていくのが好き。
- □こだわりが少なく、他人に助けを乞いながら、余力を考え行動する。
- □社交的で相談相手が多く、自分の状況や考えを言葉で伝える習慣がある。
- □できないことがあっても、次がんばればいいと自分を許せる。
- □精神障害への偏見が少なく、心の問題への関心・知識がある。

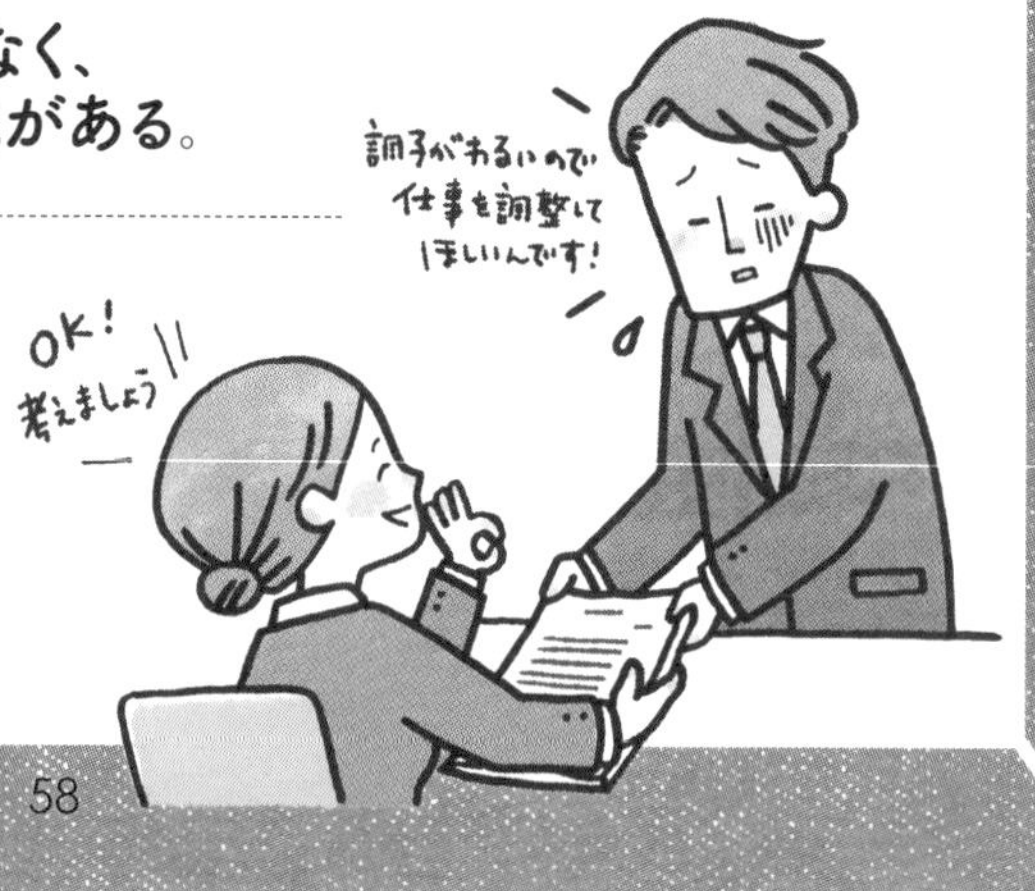
調子がわるいので
仕事を調整して
ほしいんです!
OK!
考えましょう

社交的で対話上手。こだわりが少なく、できないことは素直に認め、助けを求められる。

知って
おきたい

強いこだわり、高すぎる目標……
神経発達障害とパーソナリティ障害

対人関係の障害やこだわりの強さは、神経発達障害のひとつ、自閉スペクトラム症で見られる特徴。

またパーソナリティ障害では高すぎる目標設定により挫折したり、人から拒絶されたことが引き金になり抑うつ状態になったりすることがあります。

こうした障害が基盤にあり、うつ病を患う場合、併存する障害そのものへの治療や対策が必要になります。

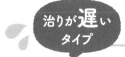

治りが遅いタイプ

夫はどちらの

- □高い目標を掲げ、完璧に達成しようとする。
- □責任感とこだわりが強く、自分だけでやりとげようと過剰に努力する。
- □人との交流は苦手で、以心伝心で気持ちは伝わると信じている。
- □できないことがあると、自分以外に原因を求め、罰しようとする。
- □精神障害への偏見が強く、心の問題への関心・知識がない。

完璧主義で思い込みが強く、できないことを認められない。他人を頼るのが苦手。

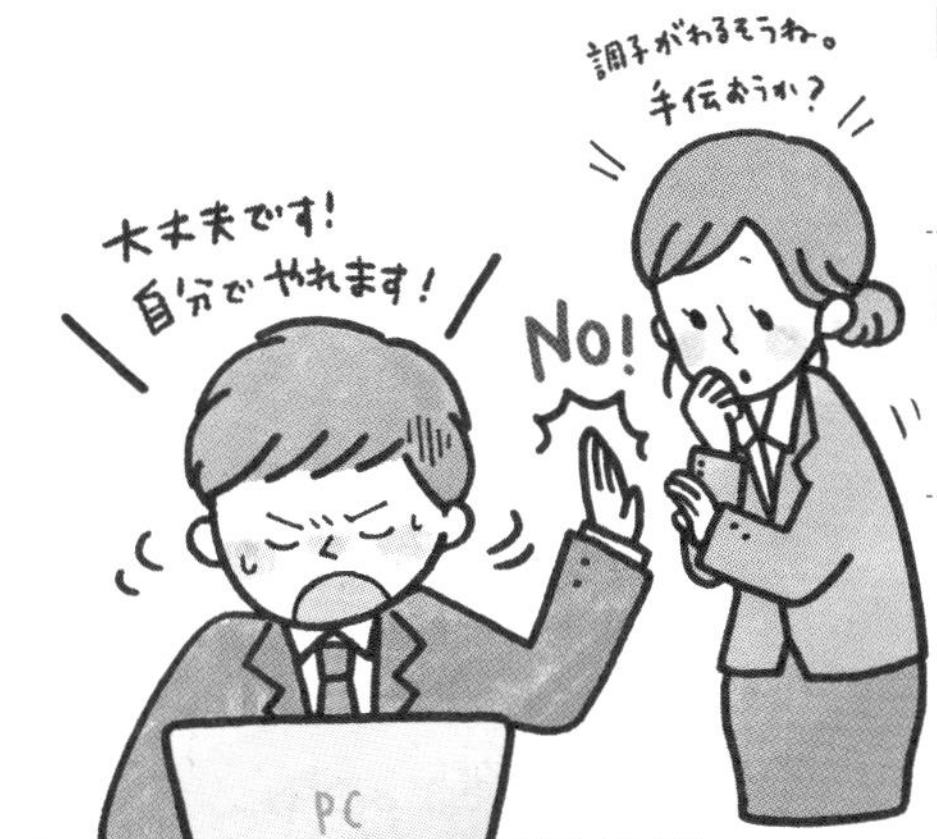
調子がわるそうね。
手伝おうか？
大丈夫です！
自分でやれます！
No!
PC

受診から1か月は「全身骨折」状態。ひたすら安静に過ごさせる

休養できるシェルター空間を作る

「急性期」は、いわば大事故にあった直後。手足が折れて起き上がることもできないくらいの大けがをイメージし、夫のケアをしてください。本人は気力がわかず、なにもできません。まず体を休める必要があります。1か月程度は食事やトイレ以外絶対安静。できれば静かに休める空間を用意しましょう。

本人の状態　日常生活を営むのも難しい

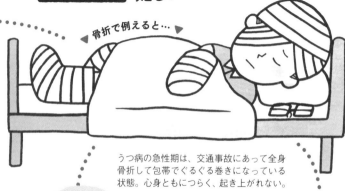

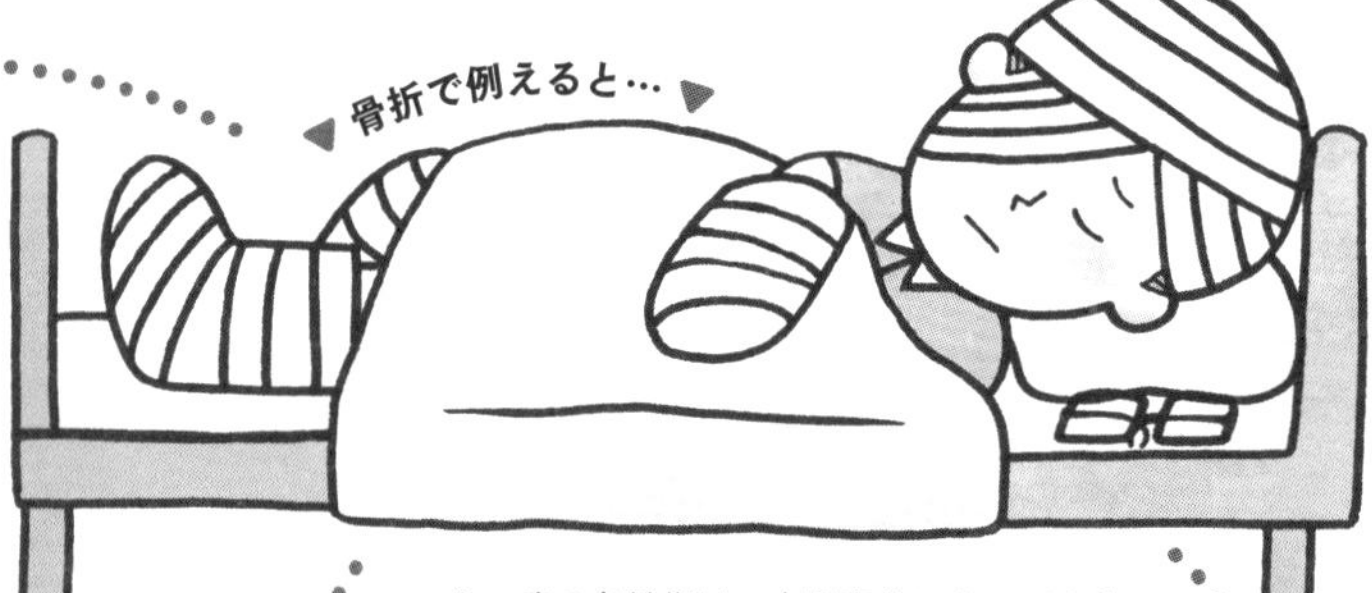

うつ病の急性期は、交通事故にあって全身骨折して包帯でぐるぐる巻きになっている状態。心身ともにつらく、起き上がれない。

- □ 意欲、興味、喜びが消え失せている。
- □ 不安感、抑うつ気分、倦怠感が強く、疲れやすい。
- □ 頭痛、不眠、食欲不振、食欲過多など、自律神経の症状が現れる。

過ごし方のアドバイス

服薬、食事、トイレ以外はなにもせず横になり休ませます。少しでもがんばると、翌日寝込んでしまうことがあるので注意して。

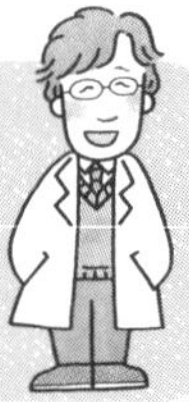

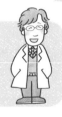

期間の目安

1週間～1か月半

NG行動　家にいても家事はさせない

家事や育児

職場の仕事ももちろんだが、妻の負担を軽くしようと家事や育児をがんばるのもダメ。

過度な運動

軽症では有酸素運動の効果は認められているが、それ以上重い場合は、運動でかえって症状が悪化する。

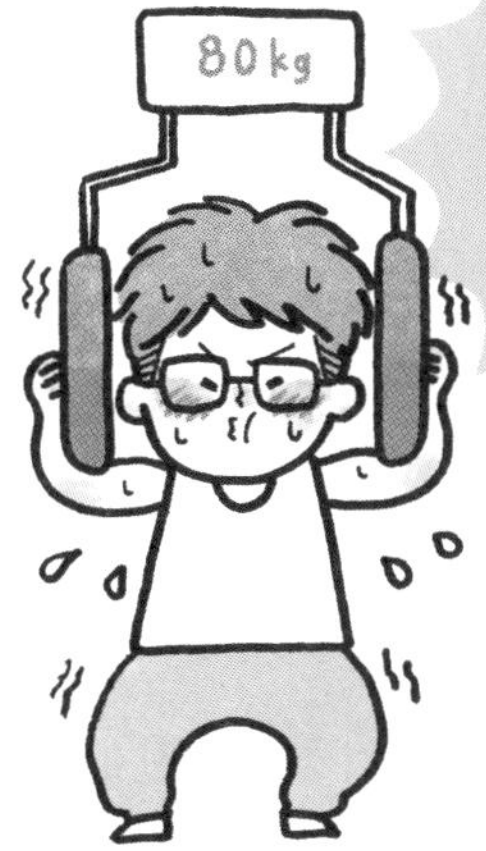

□ 集中力を保てず、仕事はもちろん好きなこともできない。

□ 熟睡できなかったり、早朝に目が覚めてしまったり、四六時中眠くなったりする。

対人関係の注意　義務を感じる人間関係は断つ

スマホ、パソコンでつながらない

スマホの電源を切る。電話、メール、SNS をやめ、ネット断ちする。

親戚との接触はさける

うつ病への理解度がはかれない実家や親戚との接触をさける。

冠婚葬祭でも断る

冠婚葬祭などのイベントは、心理的負担になるので断る。

職場の人と直接連絡させない

残務処理があっても、直接コンタクトをとらないように職場の人に依頼する。

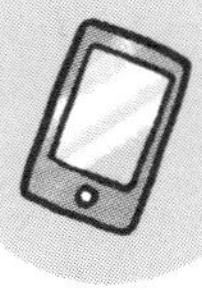

SNSは刺激が強いため、しばらくストップしましょう（P71）。

疲れない範囲で夫が楽しめることを提案する

「疲れさせない」ことを第一に

「亜急性期」になると、倦怠感がとれてきますが、まだ疲れやすさが残っています。薬がよくきく時期で、やりたいことが出てくる人もいるでしょう。絶対安静の必要はありませんが、動くときは疲れない範囲で。少しでも無理をすると、またガクンと元の状態に戻ってしまうので要注意です。

本人の状態　倦怠感は消えたが、抑うつ感は残っている

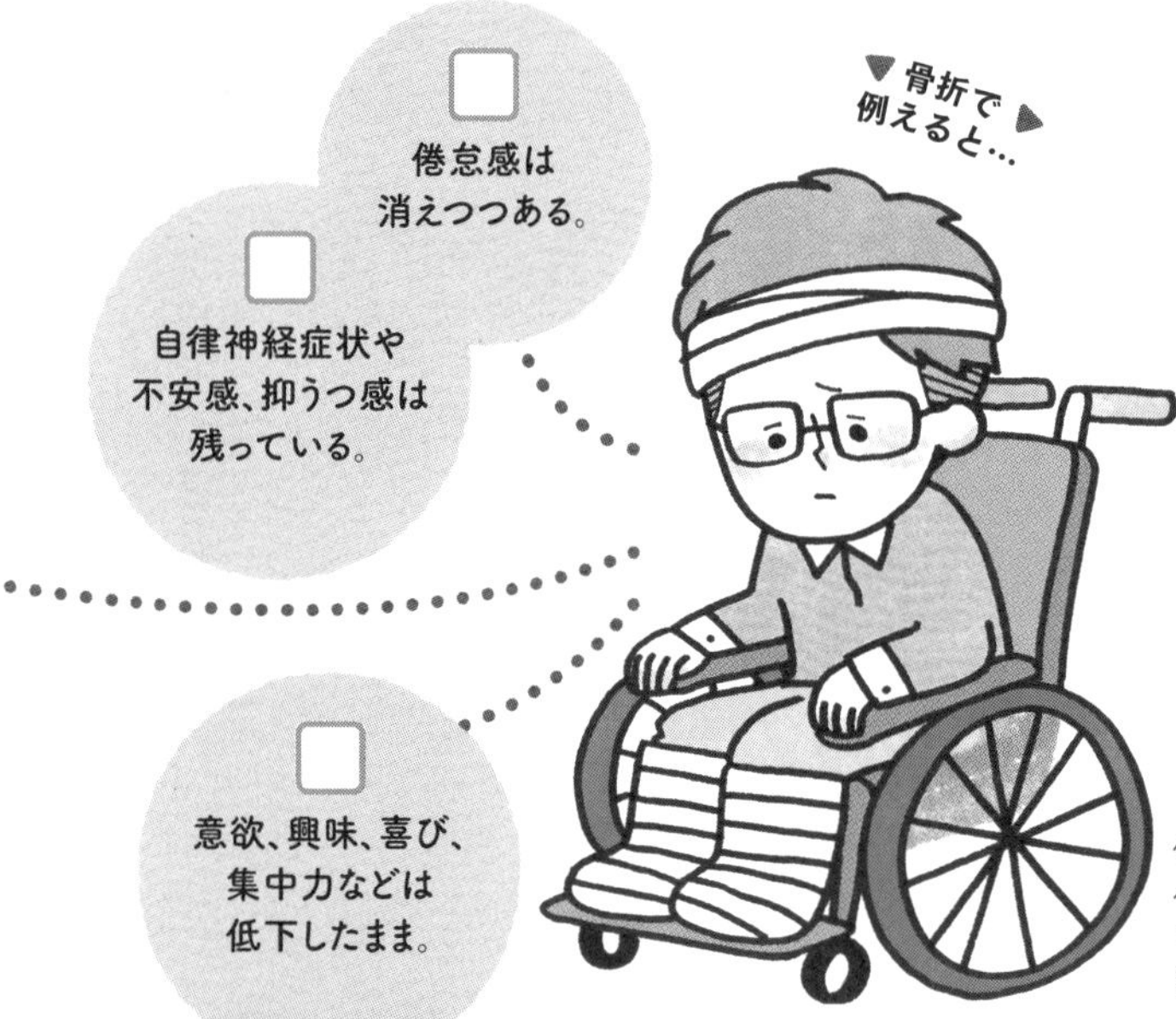
倦怠感は消えつつある。
自律神経症状や不安感、抑うつ感は残っている。
意欲、興味、喜び、集中力などは低下したまま。
骨折で例えると…

包帯が少しとれて、ベッドから起き上がり、車椅子で移動できるくらいの状態。

過ごし方のアドバイス

疲れやすさを無視して、外出したり、家事労働に勤しんだりすると、急激に具合がわるくなります。簡単にできる好きなことを少しだけさせるようにしましょう。

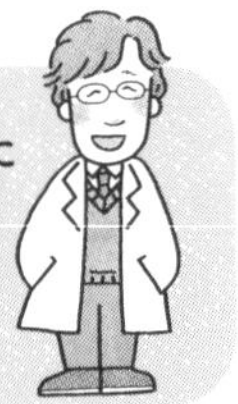

期間の目安

約3か月

NG行動　外出、交流、人混みはさける

外出し、人と交流する

外出はまだ控える。遠慮や気づかいが必要な相手とのかかわりも疲れの原因になる。

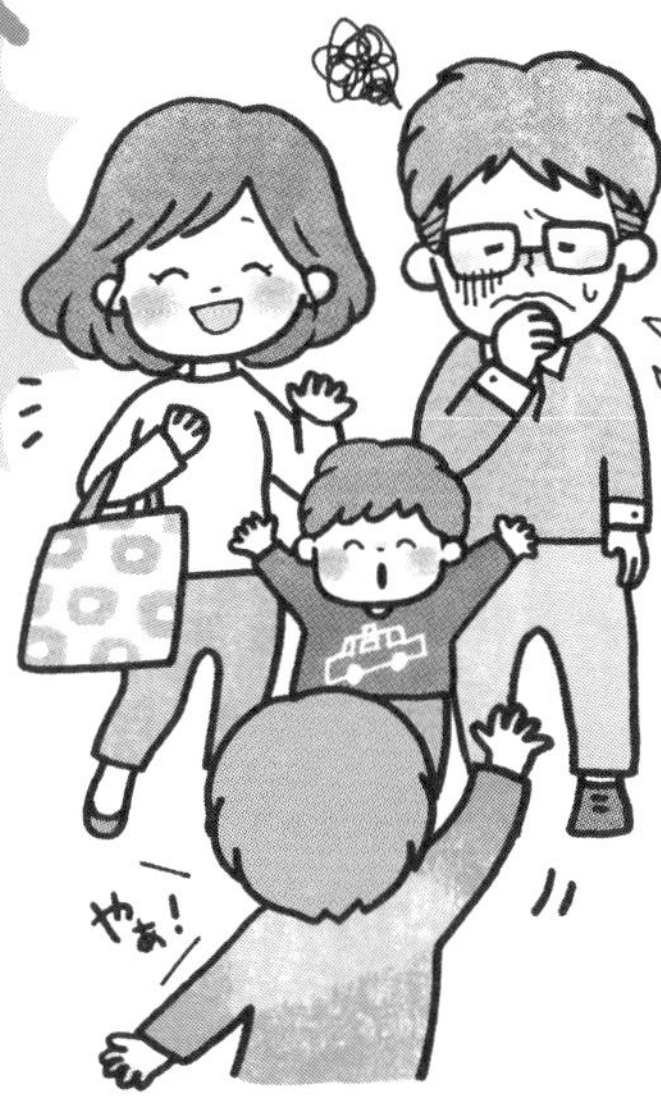

人混みに行く

映画館やコンサート、ショッピングモールなど不特定多数の人が集まる場所はさける。

家事や育児

急性期と同様に、家事育児はさせずに休ませる。

よかれと思い、夫を連れ出し友人家族と買い物……夫にとっては苦痛でしかありません!（P82参照）。

□ 薬によって以前よりラクになっているが、なにかするとすぐ疲れる。……

対人関係の注意　親、親戚、職場の人との接触はダメ

実家や親戚の説教に注意

実家の親や親戚などが、自宅にいて寝ていることに対して「社会的責任を果たしていない」などと説教してくることがある。病状を悪化させる原因になるため接触させない。

職場の人と接触不可

急性期に続き、職場の人とのつき合いをできるだけさける。「人手が足りないから手伝いに来てくれ」などと声がかかっても、医師、妻から断りの連絡を入れる。

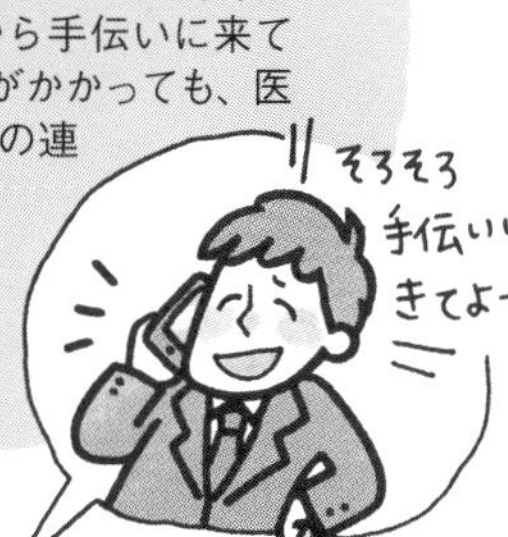

気楽に遊んでいるように見えたら、順調に回復に向かっている証拠

症状が消えたように見える時期

ほぼ症状はとれていきますが、「おっくうさ」が残り、行動を抑制します。無理してがんばってはいけません。義務的なことはさけ、やりたいことだけを行い、疲れる前に切りあげてください。周囲には、元気なのにさぼっているように見えるため、まだ治療中であることを説明し、理解を得ましょう。

本人の状態 やりたいことは出てくるが本調子ではない

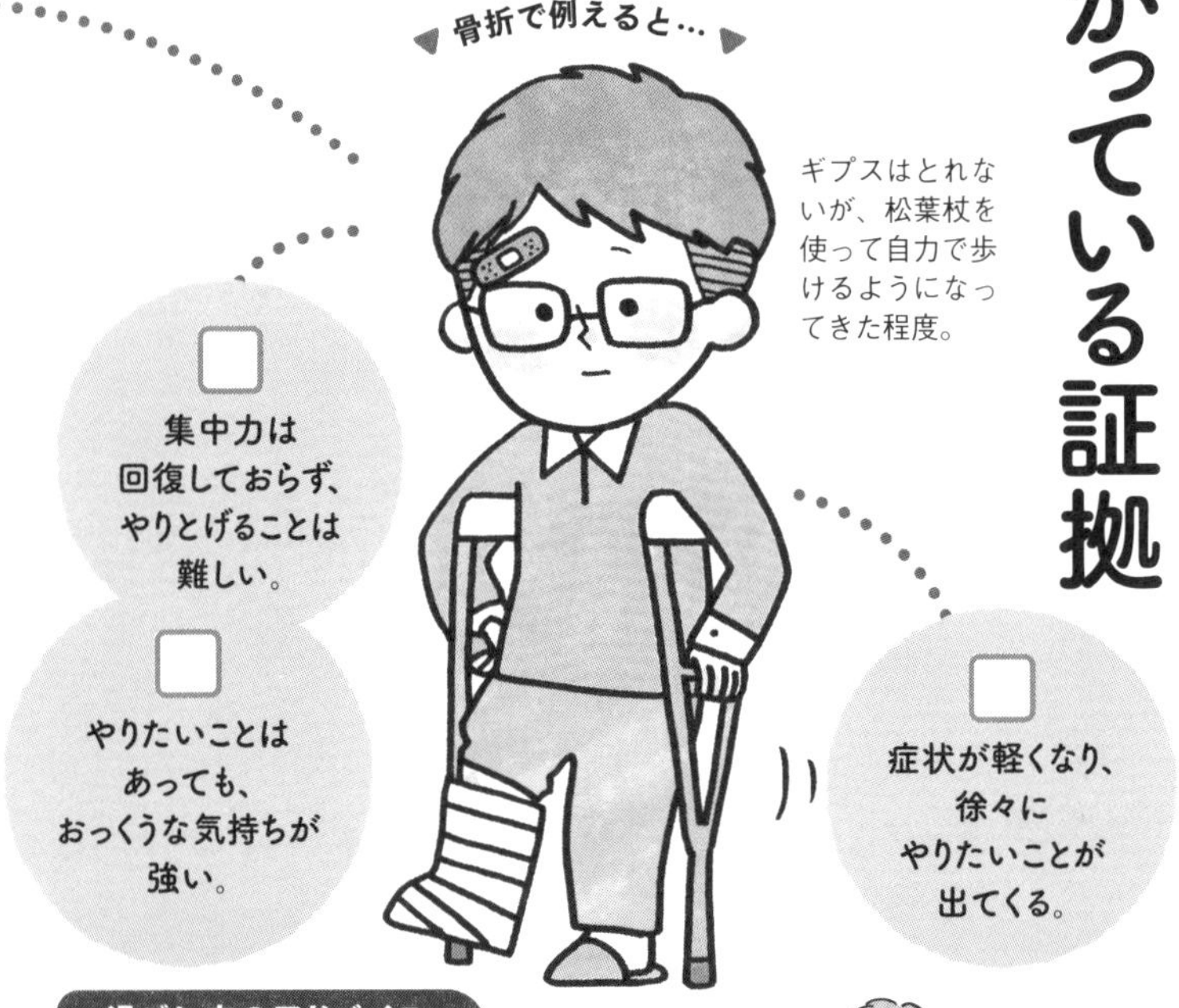
骨折で例えると…

ギプスはとれないが、松葉杖を使って自力で歩けるようになってきた程度。

集中力は回復しておらず、やりとげることは難しい。

やりたいことはあっても、おっくうな気持ちが強い。

症状が軽くなり、徐々にやりたいことが出てくる。

過ごし方のアドバイス

遊ぶことができるようになります。

でも、義務的なことや他人との競争が含まれるようなことは、焦りにつながるのでさけて。

やってもいいのは楽しいことだけです。

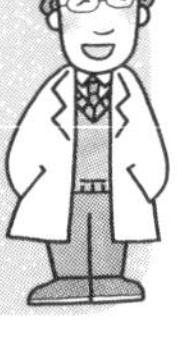

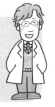

期間の目安

2週間～1か月半

NG行動　あらそいごとにはかかわらない

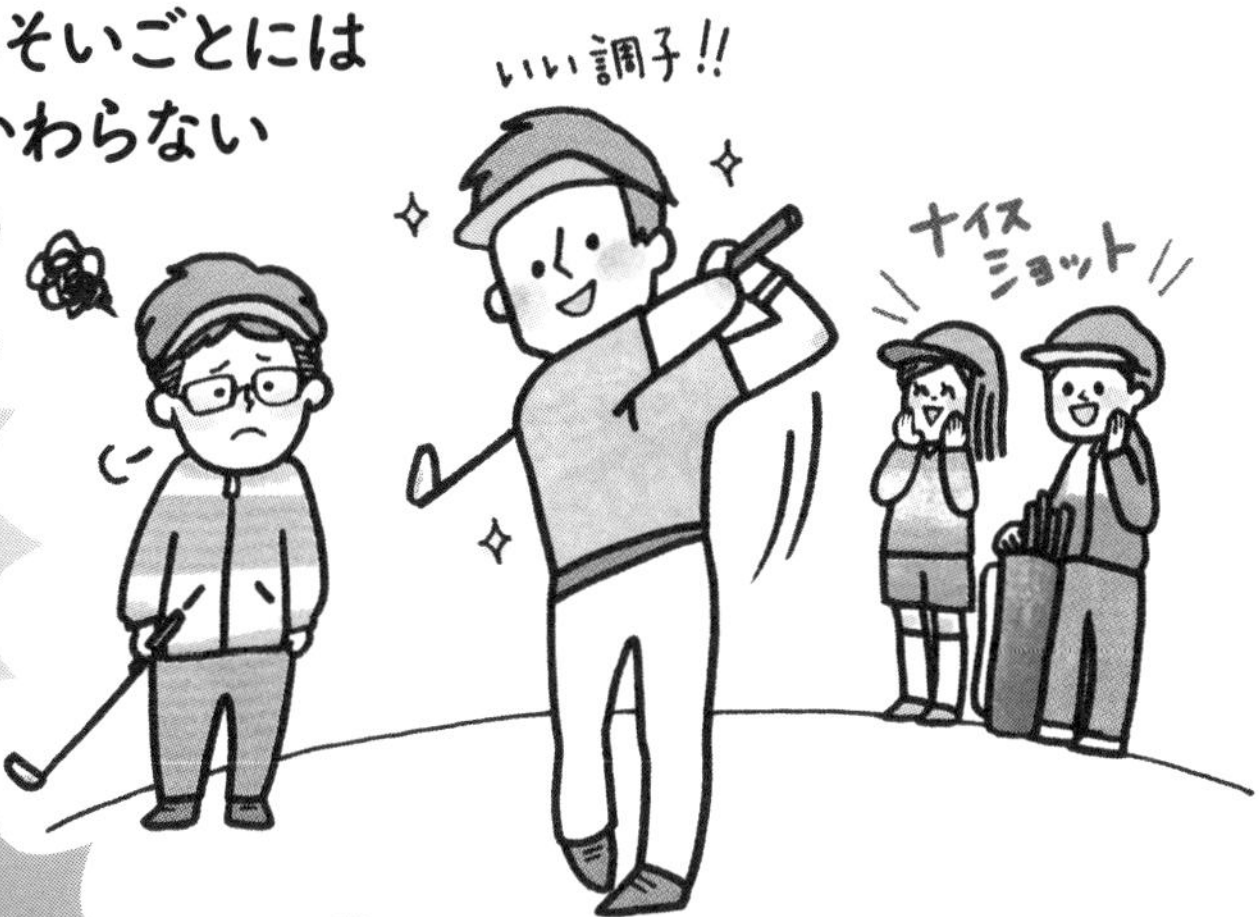
いい調子!!
ナイスショット

複雑な対人関係が含まれること

複雑な対人交渉が必要なことは、脳の情報処理に負担がかかりすぎるためさける。

競争要素が強い遊び

他人と競争しなければならないような遊びは、焦りや気分の落ち込みにつながるのでNG。

ゴルフをするなら打ちっぱなしはOK。でもコンペはやめてください。

- [ ] 不眠、早朝の覚醒、過眠などの睡眠障害が残る。
- [ ] なにをやっても70点くらいの出来栄え。

対人関係の注意　外野の苦言をガードする

いきなり職場に復帰してはいけない

この段階でいきなり復職しようとすれば、すぐに急性期の頃の状態に戻ってしまう。復職は回復期になってから。

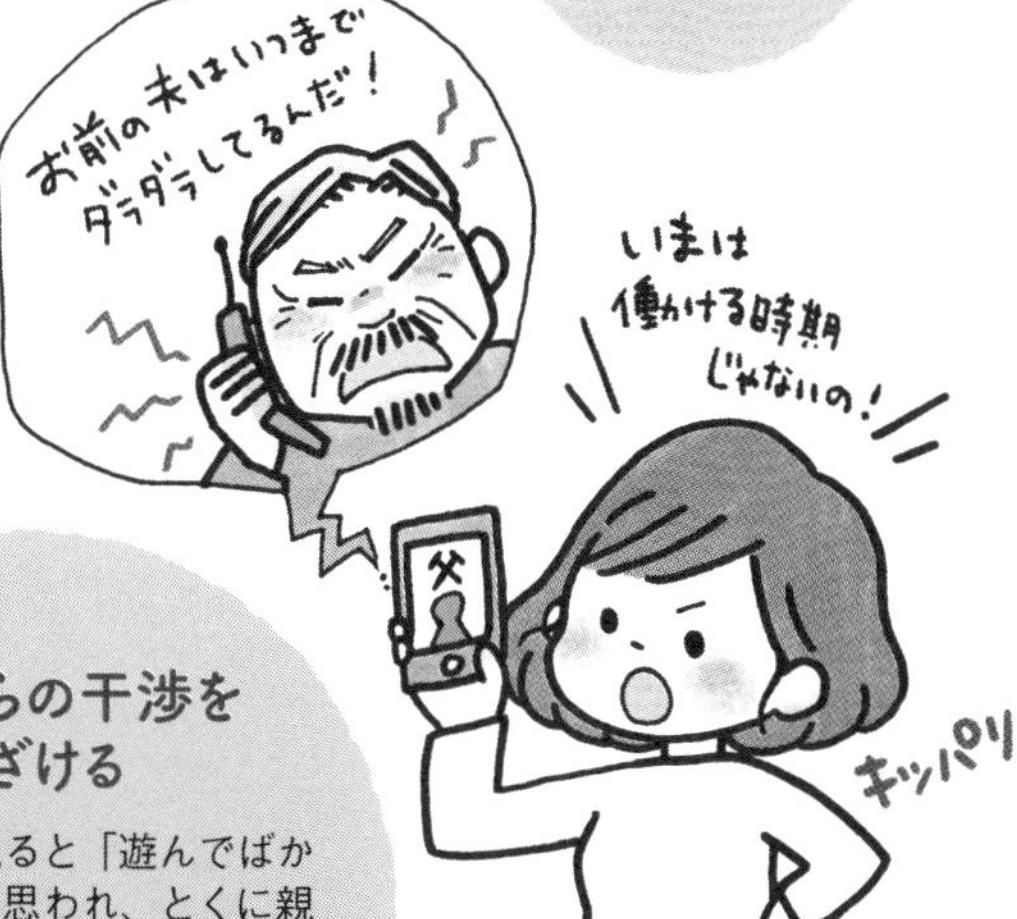
お前の夫はいつまでダラダラしてるんだ!
父
いまは働ける時期じゃないの!
キッパリ

否定的な言葉を耳に入れないようにガードしましょう!

親戚からの干渉を遠ざける

身近な人から見ると「遊んでばかりいる」ように思われ、とくに親や親戚からの過干渉が心配される時期。徹底的にブロックする。

100%の回復は時期尚早。80%で日常生活に慣らしていく

慎重にリハビリをして復帰を目指す

「回復期」になると、症状は消失したように見えます。しかし精神運動は８割程度に抑制されています。

時折、症状をぶり返す「再燃」が起こります。再燃は徐々に間遠になり、症状も減っていきます。

リワークプログラムなどに参加しながら、職場復帰の準備を整えましょう。

本人の状態　ほとんど元気に見えるが、本調子ではない

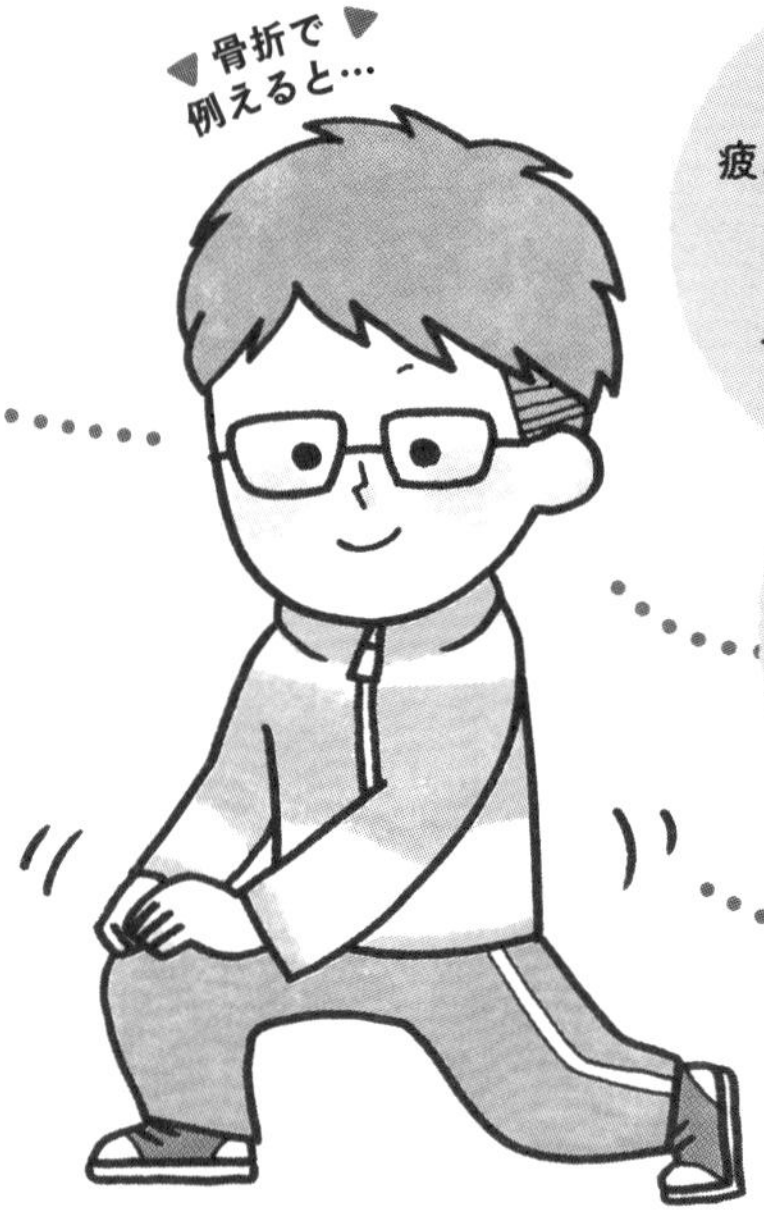

- □ 疲れやすさがなくなり、義務的なことを少しずつやれるようになる。
- □ おっくうさは残るため、パフォーマンスは8割程度までしか発揮できない。
- □ 不眠、早朝の覚醒、過眠などの睡眠障害だけが残り続ける人も。

筋力低下のため、リハビリを行い、社会復帰を目指す状態。

過ごし方のアドバイス

まだ病気の治療期間中です。職場復帰のためのリワークプログラム（P78）などに参加したり、薬物療法以外の認知行動療法などを始めていきましょう。

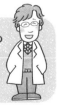

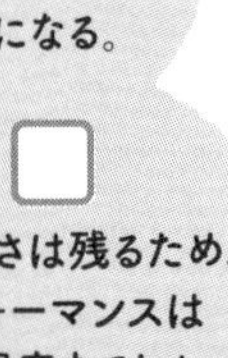

期間の目安

2～3年

NG行動　無理に元気な状態に戻そうとしない

睡眠導入剤の服用

この時期の不眠のつらさを、無理に睡眠導入剤でおさえようとすると、その後も薬に依存するリスクがある。抗うつ薬で対処する。

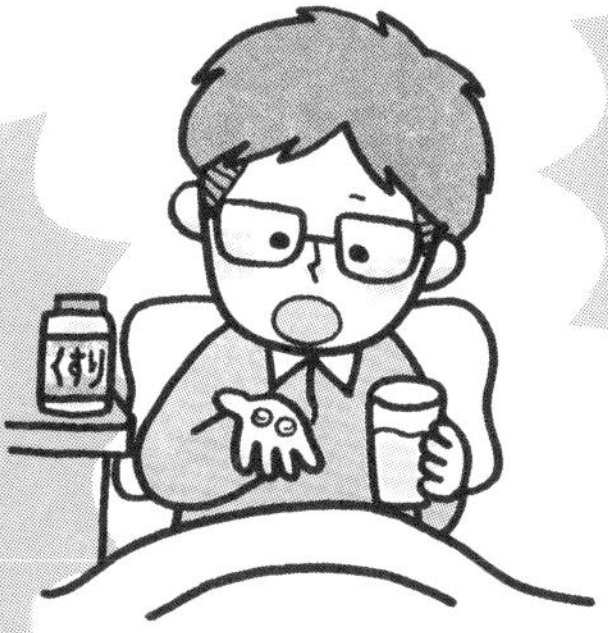

環境の激変

引っ越しなど、いままでの環境を激変させるようなことはしないほうがいい。ただし、職場の配置換えや転職については、したほうがいいケースも。主治医とよく相談して決める。

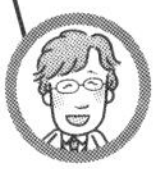

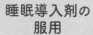

睡眠導入剤の
副作用で
余計にだるくなることも。
薬の使用は慎重に！

重大な決断

人生の転機になるような決断や、土地や住宅などの大きな買い物はさけたほうがいい。

□ 1～2か月に一度程度の頻度で定期的にうつ病の症状が出る（再燃）。

対人関係の注意　職場復帰はリハビリ、環境調整を終えてから

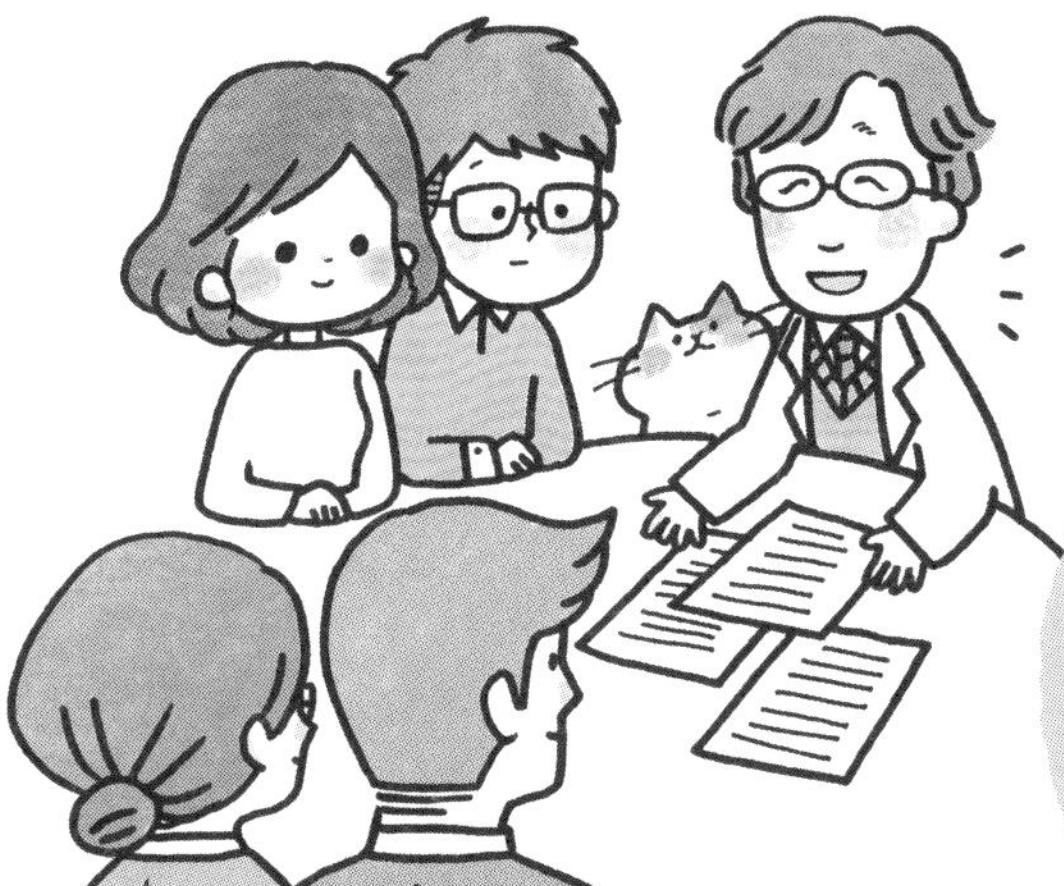

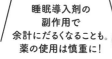

リワークプログラムに参加する

職場復帰のためのリワークプログラムに参加。再発させないために、集団生活に慣れながら新しい仕事のやり方を学ぶリハビリを行う。

復帰に向けての面談を行う

復職後の職場の環境調整を進めるために、医師と本人、医師と職場の人とで面談を行う。三者そろって面談することもある。

自宅療養

家事の固定観念を捨て、イライラしないで夫を休ませる

うつ病の治療には、家でじゅうぶん休めるかどうかも重要です。家族関係や家事負担を見直し、療養に適した環境を整えましょう。

1年以上よくならず、ずっと家のことをしていた夫も……

うつ病で休職し1年以上経っても、なかなか回復していかない患者さんがいます。こういう患者さんのライフスタイルをよくよく確認すると、家にいるあいだ、家事や育児に追われているケースが見られます。

夫がうつ病で休職すると、妻にはなにかと負担がかかるものです。妻も働いている場合は、それまで2人で分担してきたことが、妻にのしかかります。家で夫がゴロゴロしていることにいら立つのもしかたないことです。「家にいるなら、せめて家事ぐらいしてほしい」と、子どもの送迎や食事、洗濯、掃除など、多くの家事を夫に任せたくなるでしょう。

一方、うつ病になる人はもともときまじめなタイプが多く、夫のほう

家事代行ひと月2万円が心の負担を減らす

うつ病の治療は、長期戦。妻ひとりで抱え込むことはできません。近年、日本でもベビーシッターや料理、掃除などの家事代行サービスが増えてきたので、検討するといいでしょう。

費用の相場は、1時間2500～3000円、最短2時間からが一般的。週1回利用で月2万円程度ですが、心に余裕が生まれるかもしれません。事前打ち合わせの際に、サービス内容と料金明細、損害賠償などの契約事項をきちんと確認してください。

も「申し訳ない」と感じ、家事・育児をがんばってしまいがちです。結局、休職しても休息はできず、かえって悪化することさえあります。

うつ病は見た目ではわかりません。とくに急性期の状態は例えれば「全身骨折で包帯だらけ」のけが人と同じです。「家事をしてほしい」「家事をしなければ」という気持ちを脇に置き、安静を徹底してください。

「ねばならない」が夫婦を苦しめる

家庭を休息の場にするときの意外な障壁が「理想的な家庭像」です。「料理は家で作るもの」「掃除・洗濯を他人にやらせるなんてとんでもない」などという固定観念があると、家事を手放すことができません。

海外ドラマや映画のなかで、夫婦で働きながら子育てをする理想的な家族像。ここにはハウスキーパーやベビーシッター、親の援助などの背景があります。核家族で子育て中に夫が倒れたら、誰かの手を借りなくては行き詰まり、健康であるはずの妻まで体調を崩してしまいます。

ときには食事を市販の弁当で済ませたり、洗濯物はすべてクリーニング屋さんに頼んだり、家事代行に依頼したりしてみてはどうでしょう。「ねばならない」を捨て、家族みんながラクすることを優先させることも、夫の回復のために重要です。

上手な家事代行の利用方法

- □ 依頼内容に必要な掃除道具類をそろえておく
- □ 貴重品などはあらかじめしまっておく
- □ 手をつけないでほしい、入らないでほしい領域をはっきり伝える
- □ 掃除や片づけの方法にこだわりがあるなら、依頼時に伝える
- □ 「洗濯物だけ」「料理だけ」など時間内に重点的にやってほしいことを伝える

家事代行サービスのスタッフは、
ゴミや汚れの処理など、
ためらうような依頼でも
使命感をもってやってくれます。
ひとまず相談してみましょう！

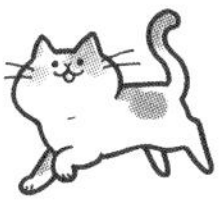

職場との関係

適切なタスク管理者を置き、労働環境を改善してもらう

休職しないで仕事を続けたい場合には、労働環境の改善が必要です。診断書を持って産業医と相談したり、人事や総務にかけ合い、業務調整などを依頼しましょう。

仕事量と仕事内容を調整し、第三者に管理させる

うつ病を引き起こす職場環境には、残業や過重労働、休日出勤、遠距離出張の過多などがあります。自己裁量権が少なかったり、適性に応じた作業分担が行われていなかったりするケースも多いようです。

このような職場に共通するのは、適切にタスクを管理する有能な上司が不在だということ。労働時間・業務内容の把握がなされず、過重な業務を抱えている人をサポートするしくみが整っていないのです。

上司に相談して改善されればよいのですが、非協力的な職場では、本人に交渉させるのはやめましょう。主治医を通して、産業医や会社の上

職場はどちらのタイプ？

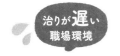

治りが遅い職場環境		治りが早い職場環境
有能な上司がいない。	⟷	有能な上司がいる。
スタッフがつねに不足している。	⟷	スタッフにゆとりがある。
資金繰りが厳しく、経営が不安定。	⟷	資金繰りが良好で、経営が安定している。

司、人事担当者に伝えてもらう方法もあります。人員不足が常態化し、改善が期待できなければ、休職せざるを得ません。無理して働き続けると慢性化して、治療困難におちいることが少なくありません。

休職中の夫への職場からの直接連絡はＮＧ。妻が遮断する

労働環境の改善が見込めず、帰宅後、ぐったりして動けないような状況が続いているときは、休職を決断しましょう。

休職したら、仕事のことは一切忘れて療養できるように、職場からの連絡は遮断します。近年では、産業医の指導が行われていますが、なかには指導が徹底せず、休養中に問い合わせの電話やメールが送られてくることもあります。このような場合、妻から「主治医に会社との接触はさけるように言われているので」と、説明してください。主治医から職場に連絡してもらってもかまいません。

また、メールやＳＮＳなどで、スマホにダイレクトにメッセージが送られてくることもあるでしょう。急性期はとくに、こうした不用意に受けとるメッセージによって、症状が悪化することもあります。密なやりとりをしている人には一報入れたうえで、スマホの電源を切ったり、スマホをすぐ触れない場所に保管したりして、管理したほうが安全です。

スマホは使用履歴を確認しながら使う

例えばSNSの投稿に反応があると、脳内神経伝達物質のドーパミンの分泌量が増え、気分が高揚します。一時的に抑うつ気分を晴らすことができますが、こうした感覚は依存性が高く、次第に満足できなくなります。またSNS系のゲーム類も人とのつながりに依存しやすく、スマホを手放せなくなります。

治療中は使用を控えるか、スマホ内の使用履歴をチェックし、使いすぎには注意してください。

実家・親戚との連絡

頼れるものは徹底的に頼る。ただし、治療には口出しさせない

治療の初期には、職場はもちろん、実家や親戚の接触もさけます。新年のあいさつや結婚式、葬式など、儀礼的な場もすべて断ってください。

妻の負担を軽減する目的で親を頼る

急性期から亜急性期にかけては、義務的なことや人との接触が心理的にとても大きな負担になります。心配した親戚や友だちが連絡してきても、すべて遮断しましょう。

一方で、実家の両親に助けを求められる人は、できるかぎりサポートしてもらいましょう。子どもの送迎や買い物、食事の支度などを手伝ってもらえば、時間的にも精神的にも余裕が生まれてラクになります。

いままで密接なつき合いがなかった義父母でも、こうした機会に思い切って相談してみると、快く手を差し伸べてくれるかもしれません。

ただし、たとえ親子でも、治療への口出しは禁物です。会って話をし

こういう発言をする人とは距離を置く

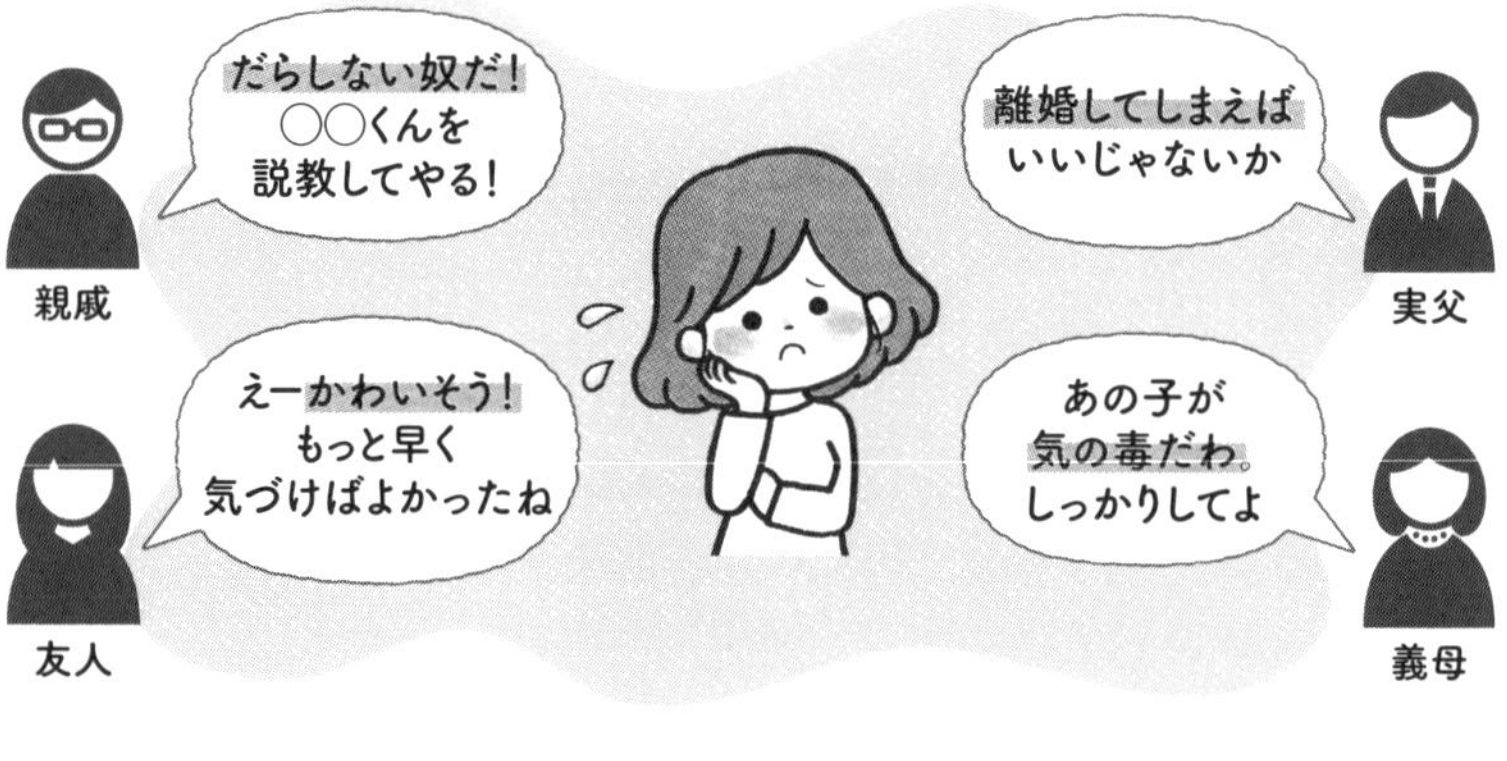

だらしない奴だ！ ○○くんを 説教してやる！
親戚
離婚してしまえば いいじゃないか
実父
えーかわいそう！ もっと早く 気づけばよかったね
友人
あの子が 気の毒だわ。 しっかりしてよ
義母

たがるかもしれませんが、担当医の指示だと説明して、本人との接触はできるだけ控えてもらいましょう。

協力者以外の人に、うつ病を告白する必要はない

親戚のなかには、病院につき添うほど親身になるわけでもないのに、治療に口を出したり、おせっかいを焼こうとしたりする人がいます。うつ病に対する偏見が強い人や、配慮が足りない人が、治療中の夫に声をかけ、うつ病を悪化させてしまうという例もよく見られます。

うつ病の治療には、病期に適した対応が非常に重要です。こうした外野の声に焦らされたり、またそうした声に押されて、まだ回復していないのに職場復帰を試みたりすると、治療が後戻りしかねません。回復期に入るまでは、家族以外の人とは接触しないほうがいいでしょう。

周知されてきたとはいえ、うつ病への偏見はいまだにさまざまなところで残っています。病気のことを伝えるのは、直属の上司や人事関係者、両親など、生活していくために協力が必要な人に限定してください。

たとえ転職する場合でも、環境調整を依頼する必要がないなら、無理にうつ病であることを話す必要はありません。もし病気の告白をするなら、信頼関係を築いてから行えばいいのです。

過干渉な親、親戚には、主治医から説明してもらう

親や親戚との関係は難しく、妻だけでは夫を守れないこともあるでしょう。精神病に関する偏見が強い人は、夫の病状を悪化させる直接的な原因になりがちです。困ったときは、主治医に相談してみましょう。診療とは別の日に、親や親戚に向けて主治医などの医療従事者に病状を説明する時間を設けてもらいましょう。

家族向けの勉強会を開催している医療機関もあります。参加をうながしてみるといいでしょう。

再燃とは

回復期では1～2か月に1度、症状がぶり返すことがある

回復期に入り、治ったと思っていると、再び「だるい」「食欲がない」「元気がない」「疲れやすい」などの症状が現れて、慌てることがあります。「再燃」と呼ばれ、完治までのプロセスで起こる自然な現象です。

小さな再燃は怖くない。その都度対処し、完治を目指す

「再燃」とは、うつ病の病相期に、隠れていた症状が現れることです。これは完治した後で、再びうつ病になる「再発」とは異なります。回復期は、まだうつ病が完治しておらず、病気がくすぶっている状態。回復期の前期（完全寛解期）はとくに再燃が現れやすくなります。いい状態がレベル10だと考えると、回復途上の小さな再燃時には8～9レベルまで落ちます。しかし、それ以上落ち込むことはあまりありません。

本人も周囲もすっかり回復しているという思い込みがあるため、ほんの少し状態が悪化しただけで焦ってしまうのです。一般的には、1～2

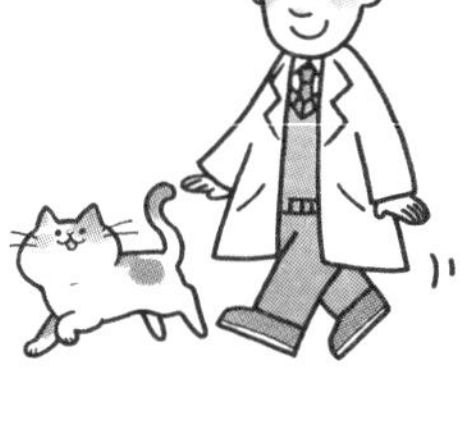
ここで焦ってはいけませんよ。再燃があってこその完治です！

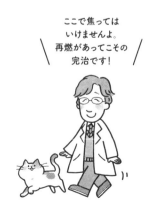

か月に1回程度、1週間ぐらいかけてこうした小さな再燃が現れます。「疲れやすいな」とか、「食欲が出ないな」と、感じることがあるでしょう。小さな再燃が徐々に間遠になり、回復期の後半（維持期）には現れなくなります。再燃が消えると完治。うつ病の治療は終了します。

回復期も病期の一部。薬を続け、全力を出さない

回復期には症状が消えるため、薬の必要性に疑問を感じ、やめたり、のみ忘れたりする人がいます。

小さな再燃が頻発することを見てもわかるように、回復期は病期の最中。脳内の状態は安定していません。抗うつ剤の量を減らさずに維持し、脳細胞が壊れるアポトーシスを防ぐことが大切です。完全に症状がない状態を作れるかどうかで、その後の本格的な再燃率は3〜5割違ってきます。「8割がたおさまっている」といって薬をやめると、すっかり再燃し、いちばんひどかった急性期の状態まで戻ってしまいます。

回復期に入ると、リワークプログラム（P78参照）や職場復帰の準備が始まります。準備をしっかりしておかないと、すぐに元に戻ってしまいます。体を慣らすために仕事を再開する場合でも、回復期だということは忘れず、全力を出さないように気をつけてください。

回復期の前半と後半の違い

回復期		部分寛解期	亜急性期	急性期
維持期	完全寛解期			
1〜2年	4〜9か月	2週間〜1か月半	約3か月	1週間〜1か月半
良好な状態を保つ時期。睡眠障害も消え、再燃の頻度も減っていく。職場の環境調整を行い、リハビリ出社をスタートさせる。	症状が安定してくる時期で、睡眠障害だけが残る。まだ再燃の頻度は高く、調子を崩しやすい。リワークプログラムに参加する。			

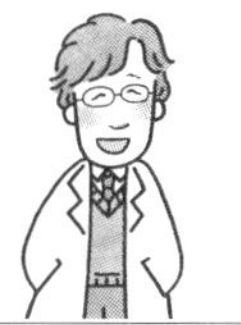
「回復期」は
2〜3年要します。
復職に向けた活動を
始めましょう！

再発の予防

うつ病発症時の状況を整理し、再発防止策を作っておく

回復期にときどき気分が停滞する「再燃」と異なり、完治した後に再び症状が現れるのが「再発」です。

同じ状況になると同じことをして、再発に至る

「再発」は、「再発準備性」が高いままで完治した場合に起こります。再発準備性とは、うつ病を発症したときと同じ状況におちいったときに、以前と同じ思考、行動をし、再発させてしまう可能性のことです。

長年かけて作られた思考のクセは一朝一夕には変わりません。再び仕事や人間関係でトラブルに遭遇すると、もともとの思考のクセが現れ、同じ行動をとり、再発してしまいます。

まず、職場の環境調整などで、発症時と同じ状況におちいらないしくみを作ること。そして、万が一その状況に遭遇したときの対策を、回復期の段階から考え、準備しておく必要があります。

未来の自分への処方箋の作り方

A部長、もしくは人事部宛に以下のメールを出す

残業の依頼の件でお願いがあります。
今週すでに◯日間◯時間以上の残業が続いています。
心身ともにプレッシャーを受け、
以前のように体調を崩す危険を感じています。
ここで倒れると、かえってご迷惑をかけてしまいます。
定時で仕事が終わるよう、
仕事量を調整していただけないでしょうか。
ご検討ください。

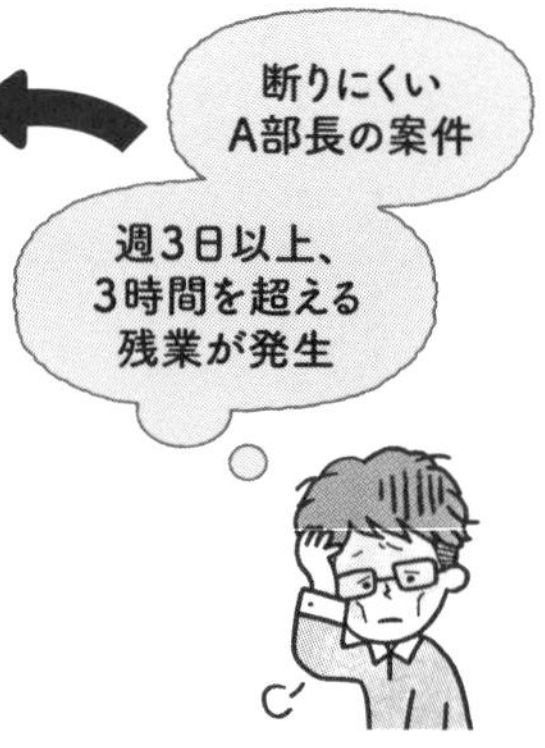
断りにくい
A部長の案件
週3日以上、
3時間を超える
残業が発生

職場では、現場の上司に依頼し、マネジメントを徹底してもらいます。業務量は就労時間で管理できますが、技術的な課題については個別対応が必要です。**2週間に1回、5分程度面談時間を設けてもらうなどすれば、環境改善につながります。**上司のマネジメント能力の開発にかかわる問題なので、主治医と人事、上司などが面談し、再発防止のためのとり組みを徹底してもらいます。

また、同じ状況が訪れたときのために「未来の自分への処方箋」（P76下参照）として、「○○な状況になったら、××する」というマニュアルをノートなどに書き出しておきましょう。

妻が手伝い、発症当時のできごとを整理する

本人には、回復期にこれまでのできごとをふり返ってもらいます。**ふり返り作業を回復期以前に行うと、かえって症状を悪化させてしまうことになります。回復期に入れば、客観的に発症時やそれ以前の自分を見つめ直すことができます。**自分の考え方や他人とのかかわり方で、それ以前では見えなかった反省点などにも気づけるようになるはずです。病前も病後も、夫とともに過ごしてきた妻なら、的確な助言を与え、サポートできるでしょう。

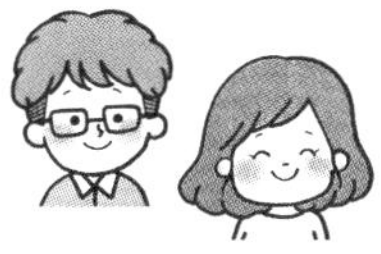

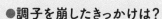

＼再発予防のふり返り／

妻から夫に尋ねてみよう！

- 調子を崩したきっかけは？
- どんな状況で起こったの？
- その状況をどう捉えたの？
- どんな行動をとったの？
- その結果どうなったの？
- 問題点はどこにある？
- それ以前に似たできごとに苦しんだことはない？

復職に向けて行う リワークプログラム

3つの実施主体がある

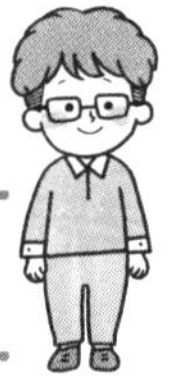

1 医療リワーク

医療機関で行われる。再発、再休職予防を目的とする精神科における治療行為。医師以外に、看護師、精神保健福祉士、作業療法士、心理職が加わりさまざまなプログラムが実施される。

【費用】健康保険制度、
自立支援医療制度を利用
（一部自己負担）

2 職リハリワーク

地域障害者職業センターで実施。センターの職業カウンセラーが、本人、雇用主、主治医の合意を得て支援する。本人の治療だけではなく、雇用主まで対象となり、職場復帰が目的のリハビリテーションが行われる。通常12～16週程度。

【費用】無料（公務員は利用不可）

3 職場リワーク

企業内の復職支援。産業医を置いている場合には、厚労省の推奨する「職場復帰支援プログラム」や「EAP（従業員支援プログラム）サービス」を利用。復帰の許可が下りた社員が実際に働けるかの見極めのために行われる。

【費用】企業負担

復帰の前段階で必ず参加

リワークプログラムとは、復職（return to work）のためのプログラム。復職支援または職場復帰プログラムともいいます。参加者は、会社と同様に午前から夕方まで昼食休憩をはさみ受講し、体を慣らしていきます。

統計では、復職者の約半数が5年以内に再休職しており、これをさけるためにもリワークプログラムは有効と考えられています。

実施機関は3種類（上記）あり、目的が異なります。受講には主治医の許可が必要です。手続きに約1か月かかるので、回復期になったら主治医に相談してください。

医療リワークを受けるには

Step 1
主治医に相談する

回復期に入ったら、復職に向けての見通しを立てる。主治医と相談し、復職の前段階として、リワークプログラムにいつから参加するかを相談する。

Step 2
担当者から説明を受ける

医療機関内のリワークプログラムの担当者から内容の説明を受けて、参加申し込みを行う。

Step 3
インテーク面接を行う

プログラムの担当者と、初回の面接（インテーク面接）を行う。本人の情報、うつ病になった経緯や、現在の症状を共有し、今後の治療方針やスケジュールを決める。

Step 4
プログラムを実施する

うつ病についての知識を学び、認知行動療法、カウンセリング(P46)、対人スキルの向上のためのグループワークを行う（3か月。ただし症状による)。

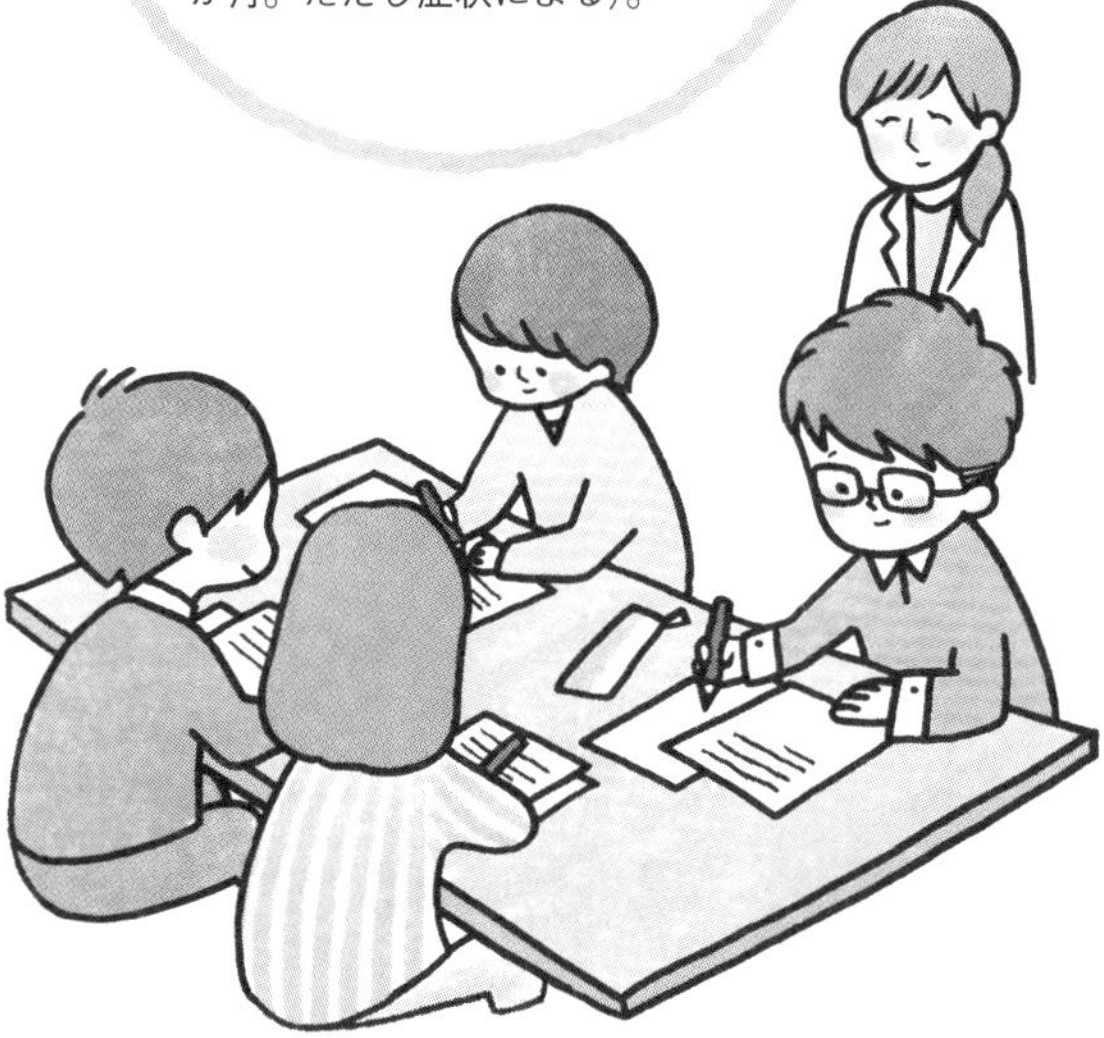

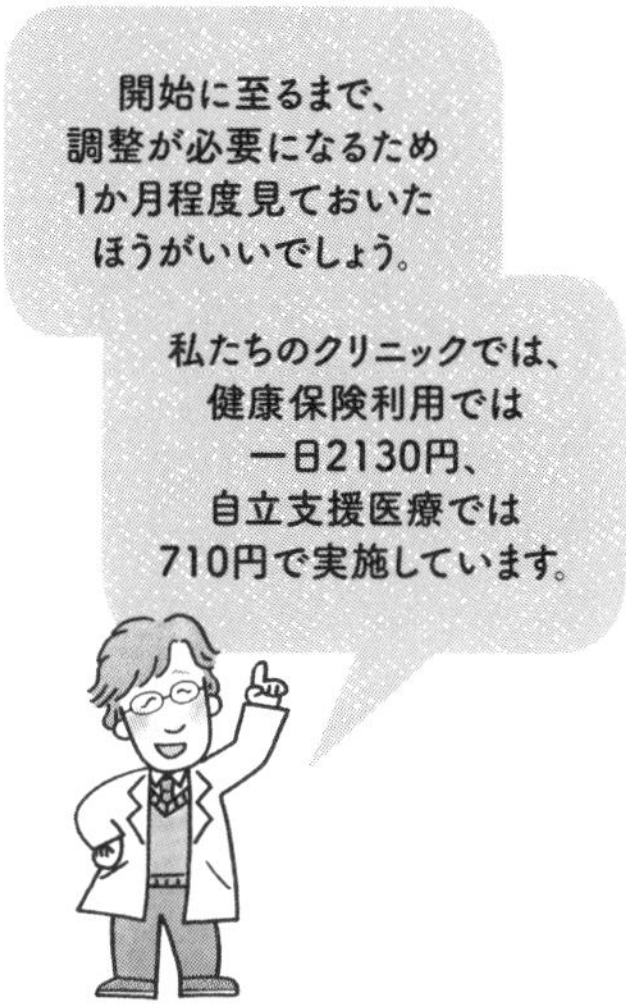
開始に至るまで、調整が必要になるため1か月程度見ておいたほうがいいでしょう。
私たちのクリニックでは、健康保険利用では一日2130円、自立支援医療では710円で実施しています。

リワークプログラム参加者から

最初はしぶしぶ参加しました。
でも、時間が経つにつれ、
自分の考え方がずいぶん変化しました。
今後問題にぶつかったとき、以前とは
違う対応ができる自信がつきました。

休職して昼夜逆転して、
自分では元に戻せませんでした。
リワークプログラムで自分の生活リズムを
見直し、スタッフの助けを得ながら、
午前中から活動できるようになりました。

復職が怖かったのですが、
そんなに気負うことはないんだ
と思えるようになりました。

最初は緊張しましたが、
そのうちここにいる人たちは
同じ苦しみを味わった人たちなんだと思うと、
強い共感をもてました。ひとりじゃない、
というだけで勇気がわきました。

一緒にクラスを受けていたメンバー、
先生、カウンセラーさん……
みんなに「ありがとう」と
言いたいです。

参加していたクラスのメンバーは、
立場も年齢も職種も性別も多様。
自分が狭い世界にこだわりすぎていた
のではないかと思うようになりました。

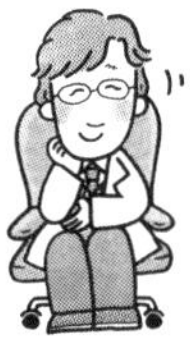
よくなっていくと、
他人への感謝の言葉が
聞かれるように
なるものです。

生活リズムの立て直しから

リワークプログラムの目的は、生活リズムを整え、復職後の再発を予防することです。

例えば医療機関では認知行動療法を行い、感情を客観的に自覚してコントロールする方法を学びます。グループカウンセリングで人の意見を聞き、柔軟な考え方ができるようにサポートします。

自己主張が苦手な人には、アサーショントレーニング（非攻撃的自己主張）を行い、自分の意見をきちんと伝える練習をします。

職場感覚をとり戻すためのパソコン作業や、スポーツ・ヨガなどのプログラムもあります。

復職へのお悩みQ&A

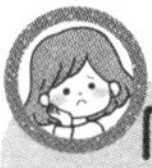

同じ部署に戻るのが苦痛な様子。会社に交渉したほうがいい？

元の職場への復帰は原則。でも変えたほうがいい場合も

うつ病で休職した場合、復職は現職復帰が原則。ただし、対人関係や環境調整が困難な場合は、人事や産業医に相談してみます。例外的に認めてもらえる可能性もあります。

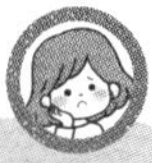

リワークプログラムから戻るとぐったりしてしまいます

午前だけ、午後だけの参加でもかまいません

終日の受講がつらければ、午前だけ、午後だけ参加してみましょう。どうしても通えなければ、主治医に相談して中断し、症状が落ち着いてから再開してもかまいません。

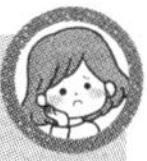

病気のことはどのくらい企業側に知られてしまうんですか？

ご本人の合意をとらなければ伝えません

担当医は、本人の了承を得たうえで、職場の調整が必要な事柄のみ会社に伝えます。伝達事項や依頼事項は、必ず本人に事前確認を行うので安心してください。

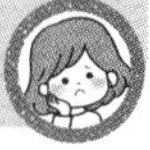

リワークプログラムを休みがちです。どうしたらいい？

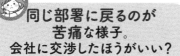

家から送り出し、別の場所に行くように伝えて

受講したくなくても、なるべく身支度をして外出させます。行先は、図書館でも喫茶店でもかまいません。ただし休むときには、プログラムの実施機関に連絡を入れます。

一定評価が得られれば卒業

リワークプログラムは、無理をせず、できる範囲で行いましょう。はじめのうちは、「遅れず休まず参加すること」を目標にしてください。

通常、一日のプログラムが終わると、その日の生活リズム表や作業報告書などをスタッフに提出します。スタッフはそれをもとにプログラムの効果を評価します。

チェック項目には、基本的生活習慣や能力、知的理解力、認知、対人交流などがあり、一定以上の評価が得られれば卒業です。

卒業までの期間は、一般に3か月前後です。

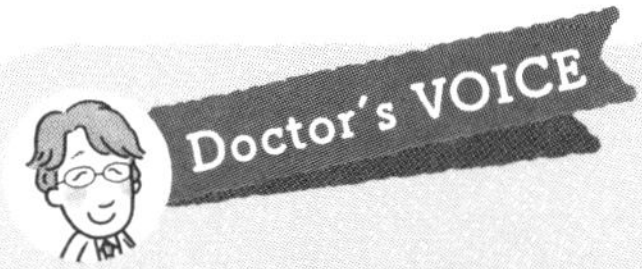

運動して筋力を鍛えても、心のだるさはとり除けない

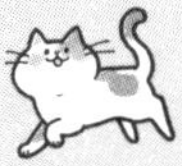

運動の疲れとは別 脳から生じる「脱力感」

うつ病で療養中の人から、「体力をつけるために、トレーニングをしたほうがいいでしょうか」という質問を受けることがあります。体がだるいので、筋力をつけたいというのです。

じつは、このだるさは筋肉の衰えによるものではありません。うつ病が原因で、脳から生じる脱力感なのです。筋肉疲労とは全く異なるものなので、注意してください。

そうとは知らずに筋肉が落ちたと思い込み、無理してジョギングやトレーニングなどを始めると、うつ病の症状は悪化してしまいます。

回復期になれば、脱力感は自然に解消していきます。筋肉を鍛えるのは、それからでも遅くありません。

「よかれと思って」外に連れ出すとぶり返す

急性期から亜急性期には、薬の効果で少し気分が改善することがあります。こんなとき、家族が「本人によかれと思って」外に連れ出すことがありますが、これは絶対さけてください。

この時期、本人はまだ安静が必要な状態です。無理をすれば、またすぐにガクンと落ちて、寝込んでしまうでしょう。

しかも、こんなふうによくなったりわるくなったりをくり返していると、うつ病が慢性化してしまいます。この時期には、「疲れさせないこと」がなにより重要なのです。

どんな野球ファンでも、病気で寝込んでいるときに、観戦に誘ってほしいとは思わないでしょう。回復するまでは、そっと寝かしておいてあげてください。

Part4

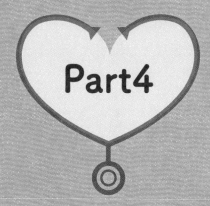

周囲に助けを求めて

妻自身が心の声に耳を傾け、共倒れを防ぐ

夫の支えになるのは妻の存在。
でも、妻の生活が犠牲になると、
夫婦で共倒れになってしまいます！
妻自身のケアが大切です。

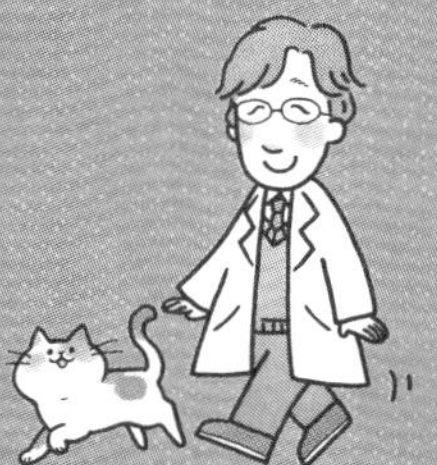

過度な責任感は捨てる。キレやすくなったら赤信号

「助けようとする」のは危険

家庭という閉じた空間で、うつ病の夫と生活していると、閉そく的な思考になり、妻自身が抑うつ状態におちいることがあります。「夫を助けよう」と献身的になり、尽くす妻と病気の夫という共依存関係になる危険も。つらい状況があるなら、ひとりで抱え込まず、主治医に相談してください。

こんなひとりごと言っていませんか？

先行きが見えない不安はもちろん、その不安を誰にも相談できずにいると、抑うつ状態に。

将来が見えない……
孤立感、不安……

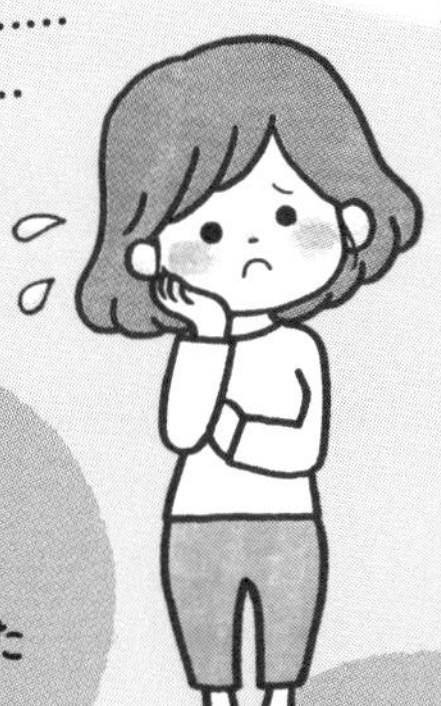

- [ ] なんで私、こんな人と結婚しちゃったんだろう。
- [ ] 私になにか足りなかったから、夫はうつ病になったのかな。
- [ ] 夫は私のことを、愛していなかったのかも。

黄色信号

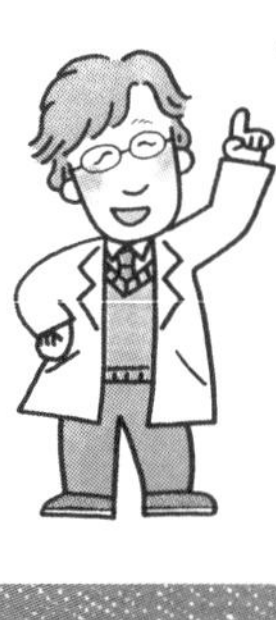

こんなひとり言が口をついて出たら、妻自身がうつ病の危機にあります。

さらに状況が悪化する原因

うつ病以前からの夫婦間のトラブルやうつ病になったことで生じる経済的不安、世間体、人間関係の問題。また夫とは関係なく、妻自身が抱える健康や仕事、人間関係でのトラブルなど。

- 経済的不安
- 世間体・人間関係
- うつ病以前の夫婦関係
- 自身の悩み

赤信号

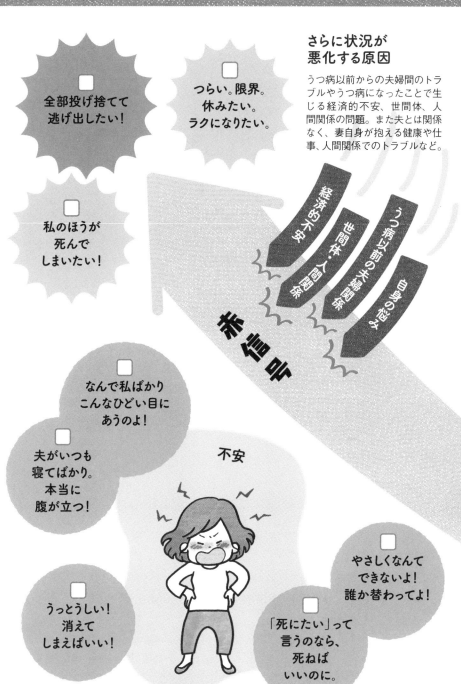

- □ 全部投げ捨てて逃げ出したい！
- □ つらい。限界。休みたい。ラクになりたい。
- □ 私のほうが死んでしまいたい！

不安

- □ なんで私ばかりこんなひどい目にあうのよ！
- □ 夫がいつも寝てばかり。本当に腹が立つ！
- □ うっとうしい！消えてしまえばいい！
- □ やさしくなんてできないよ！誰か替わってよ！
- □ 「死にたい」って言うのなら、死ねばいいのに。

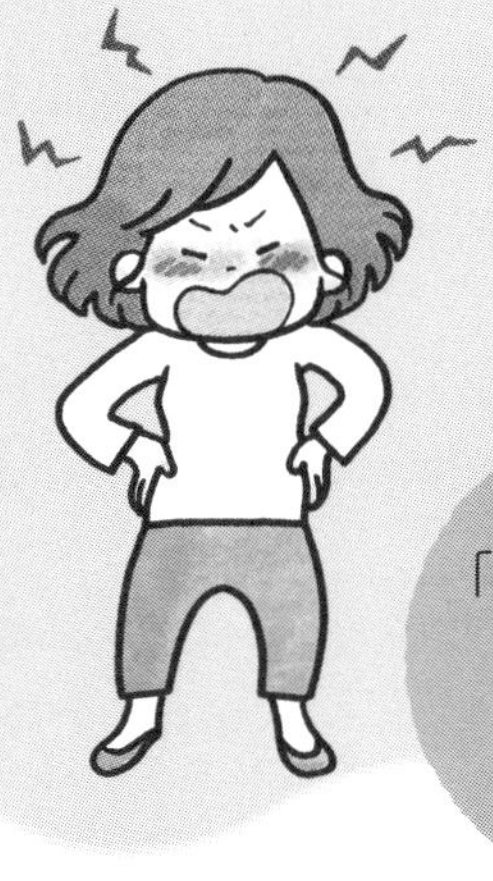

つらいときは

まず夫の主治医に相談。妻のサポート態勢を作る

夫がうつ病になると、妻は先の見えない不安にさいなまれます。看病に加え、仕事や家事、育児をひとりでこなしているうちに追い詰められ、自分までうつ病におちいってしまうこともあります。

わき上がる不安やつらさを無視しないで

先の見えない不安をとり除くには、正しくうつ病を理解することです。主治医と密接にコミュニケーションをとって病状を理解し、わからないことや心配なことがあれば、すぐに相談してください。

夫のうつ病治療では、妻の看病が大きな支えのひとつです。しかし、献身的になりすぎることには注意も必要です。「自分が夫を治さなくては」と必死になり過剰介護になる恐れも。夫ができることまで先まわりしてやってしまい、共依存関係にはまりかねないからです。

また、うつ病は長期戦で、妻ひとりですべてを担うことはできません。

夫・妻のうつ病について相談したい

精神保健福祉センター

「こころの健康センター」と呼ばれていることも。精神保健福祉全般にわたる相談を、電話や面接で受けつける。デイケア、家族会の運営など。

●全国の精神保健福祉センター一覧
（厚生労働省 HP）
https://www.mhlw.go.jp/kokoro/support/mhcenter.html

保健所

こころの健康、保健、医療、福祉に関する相談に応じる。保健師、医師、精神保健福祉士などが電話や対面で対応。夫だけでなく、ケアする妻側の悩みへのサポートも。

もともと家庭にはそれぞれ、夫婦や家族同士の関係、経済状況など複雑な事情があり、うつ病をきっかけに問題が噴出するケースもあります。

妻の心に焦りやいら立ち、不安が募るのは当然でしょう。妻がひとりでつらい思いをため込んでしまうことはさけなくてはなりません。

夫とともに妻も受診。公的支援も活用する

夫を看病中の妻には、サポーターが必要です。とくに子どもや高齢者がいる場合、公的支援などを積極的に利用しましょう。子育て中なら子ども家庭総合支援拠点、高齢者の介護が必要なら地域包括支援センターで支援が受けられます。経済面では、健康保険の傷病手当金や市区町村の自立支援医療制度などの公的支援制度があります（P94参照）。有給休暇や疾病休暇など、企業ごとに病気になったときのサポート制度があるので、総務や人事に確認しましょう。

妻の精神状態が悪化した場合には、夫の主治医に相談し、カルテを作ってもらって一緒に治療を受けてください。精神科の受診に抵抗を感じるとしたら、妻の心理的背景にうつ病への偏見があるかもしれません。自分自身の精神状態を受け入れ、治療を受けることで、夫に対する見方も変わるでしょう。

高齢者の介護中で苦しい

地域包括支援センター

市町村に設置された高齢者支援の総合窓口。保健師、社会福祉士、主任介護支援専門員などが高齢者やその家族の相談を受ける。介護、医療、福祉、保健の制度や社会資源の紹介。

子育て中で苦しい

子ども家庭総合支援拠点（子ども家庭支援センター）

子どもとその家庭及び妊産婦の福祉と支援を目的に設立された、厚生労働省の市区町村子ども家庭総合支援拠点。保健師、助産婦、看護師、ソーシャルワーカーなどが対応する。

夫とのコミュニケーション

近すぎず、遠すぎず、理解者の立場を保つ

うつ病は家庭での休養が必要なので、夫婦は、ふだんより一緒に過ごす時間が長くなります。過干渉にも不干渉にも要注意。適度な距離を保つよう心がけてください。

よき理解者の立場を崩さずつき合う

うつ病のときは気持ちが揺れ動くことも多く、気分がよくなったりわるくなったりします。夫の病期と状態を理解せずにそばにいると、病状の変化に戸惑い、心身ともに疲弊してしまうことがあります。

いま夫がどのような病期にあり、どういうことが起こりうるのかを、主治医に確認してください。知識があれば、夫の言動に一喜一憂することなく、冷静に対処することができます。妻はうつ病への理解を深め、闘病する夫の「よき理解者」になるよう努めてください。

ただし、夫から心ない言葉や暴力をふるわれるなど、モラハラやDV

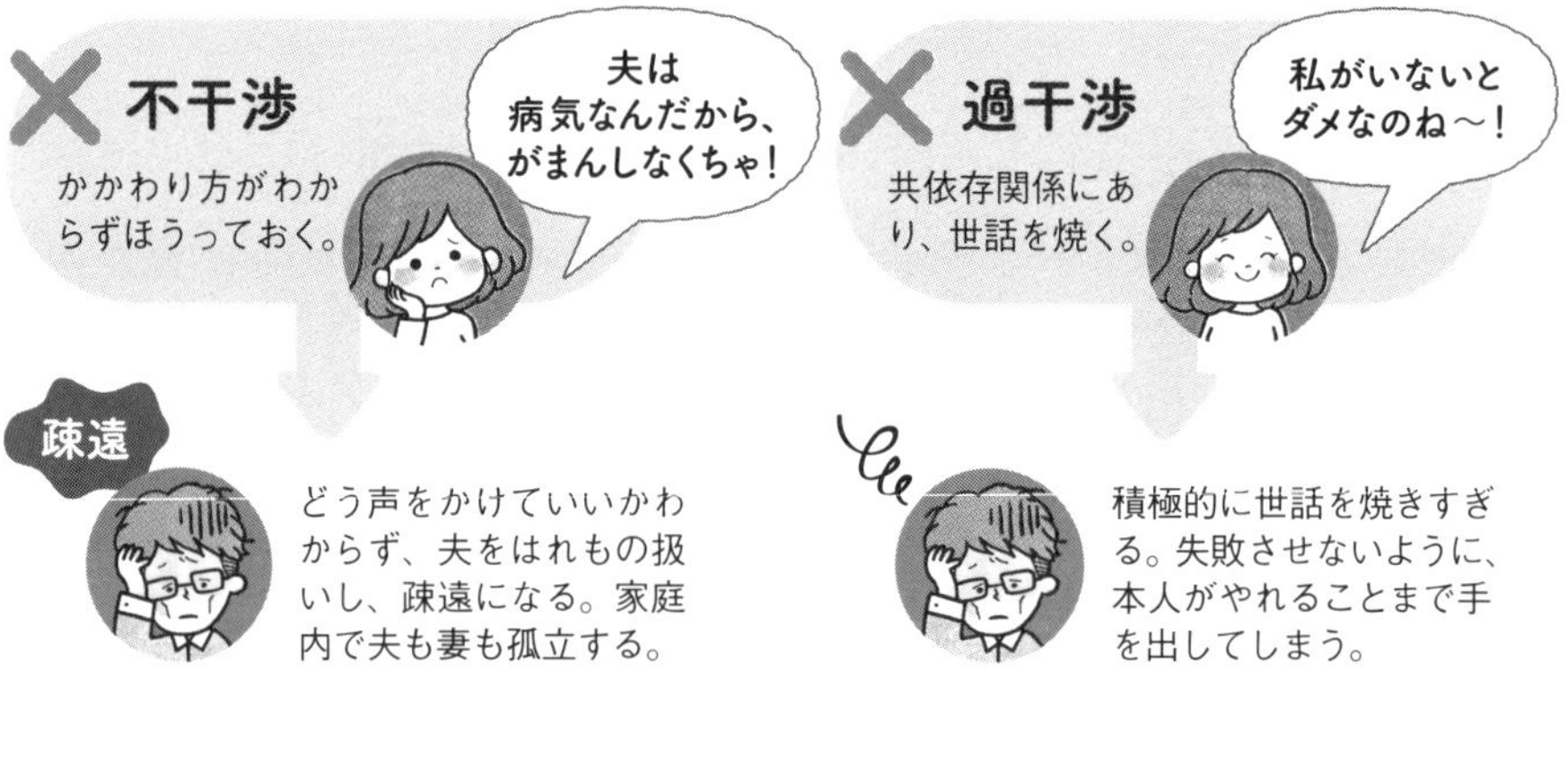

不干渉
かかわり方がわからずほうっておく。
夫は病気なんだから、がまんしなくちゃ！
疎遠
どう声をかけていいかわからず、夫をはれもの扱いし、疎遠になる。家庭内で夫も妻も孤立する。
過干渉
共依存関係にあり、世話を焼く。
私がいないとダメなのね～！
積極的に世話を焼きすぎる。失敗させないように、本人がやれることまで手を出してしまう。

を受けたときには「病気のせいだから」と、がまんするのは禁物です。うつ病によって起きたことでも、その後の夫婦関係に大きな亀裂を残してしまいます。

また、妻がつらい思いをため込み、妻から夫へのモラハラやＤＶが生じ、夫の病状を悪化させてしまうこともあります。

これらの問題が生じた場合には、夫婦だけでなんとかするのは困難です。主治医に相談し、入院などの措置を含め、方法を考えましょう。

「死にたい」と言われたときは無視しないで

うつ病の症状のひとつには自殺企図があり、妻は夫に自殺をほのめかされてショックを受けることがあります。事故をさけるためにも、自殺の手段になるような包丁や薬などは、妻が管理しましょう。ネットで自殺マニュアルを検索したり、自殺にかかわる情報を集めていたりするときは気をつけてください。ひとりで外出させないようにするなどの配慮も必要です。

自殺をほのめかすようなメールや電話があるときには無視せず、「一緒に病院に行こう」と、返事をしてください。実際に命を落とす危険も高いので主治医に相談して、入院を検討しましょう。

「自殺」をほのめかすときは

メールや電話には応答する

死をほのめかす連絡は無視せず、相手の苦しみに同意し、病院に行こうとうながす。すぐに行けないときは「翌朝行こう」と伝える。

危険な場所に行けないようにする

ベランダや屋上に出られないように施錠する。電車や車での事故を防ぐために、外出はつき添う。

自殺の手段になるものをしまう

ロープや包丁、薬、殺虫剤など、自殺の手段になるものが目につかないようにしまう。薬類は妻が管理したほうがいい。

子どもへの対応

子どもには主治医から説明してもらう

子どもがいる家庭では、父親が家にいると遊びたがったり、家のなかを走り回ったりして、落ち着いて休めないことがあります。治療の妨げにならないように、子どもにも年齢に応じた説明が必要です。

小中学生の子どもには説明が必要

小学生以上の子どもなら、「お父さんが寝ているときは、そっとしておいてあげてね」と、母親が説明すれば、理解できるはずです。

可能ならクリニックに連れて行き、主治医から話してもらいましょう。家で騒いでいても、「お医者さんに言われたでしょう。静かにしようね」と言えば、素直に従ってくれるようになります。

反抗期に入ると、とくに男の子などは母親の話を聞かなくなるものです。このようなときも主治医に頼んで説明してもらってください。

精神科の病気に対しては、概して若い人のほうが、リテラシーが高い

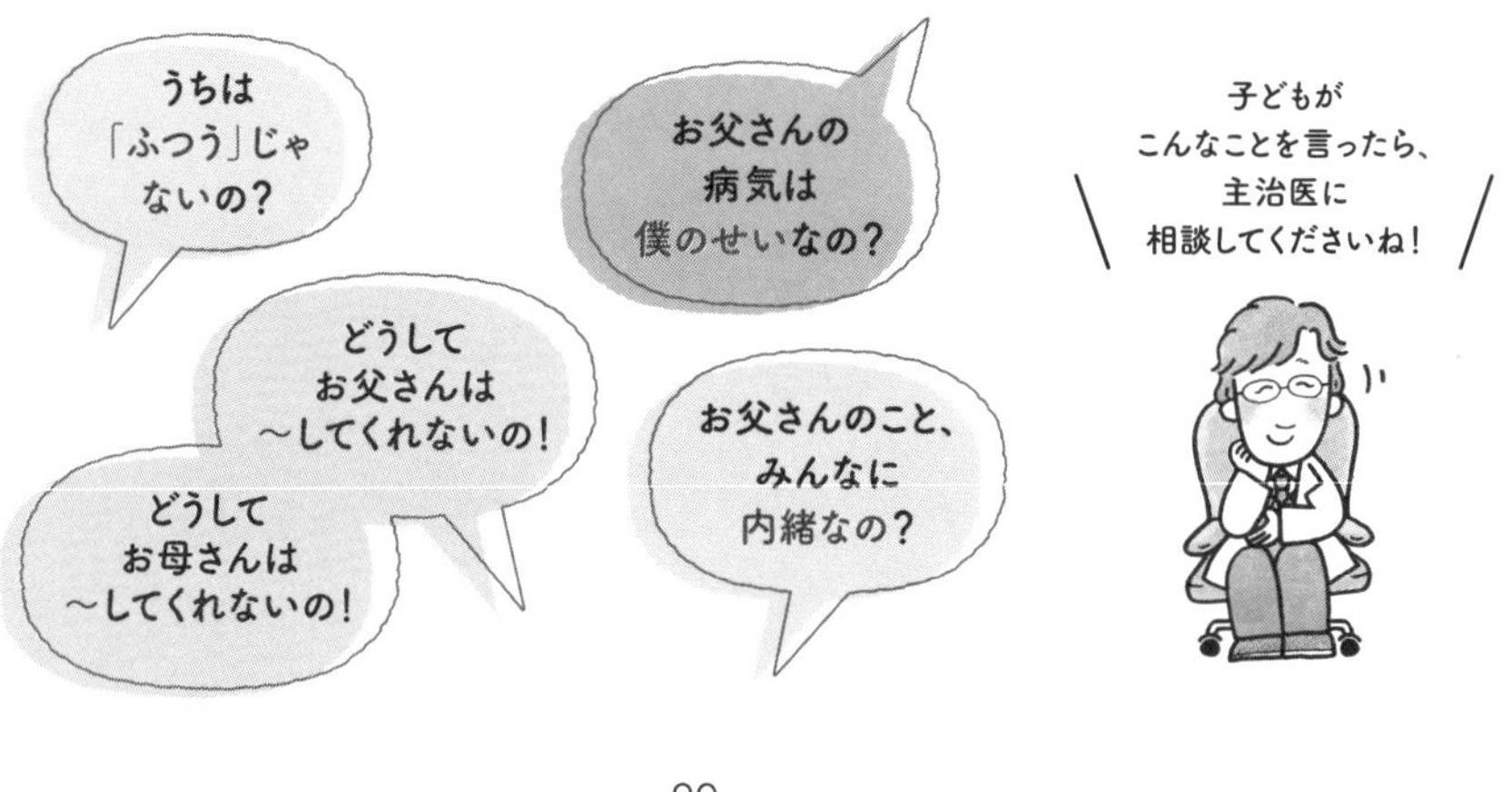

うちは「ふつう」じゃないの？
お父さんの病気は僕のせいなの？
どうしてお父さんは～してくれないの！
どうしてお母さんは～してくれないの！
お父さんのこと、みんなに内緒なの？
子どもがこんなことを言ったら、主治医に相談してくださいね！

傾向にあります。「子どもにはわからない」と思わずにきちんと病状を説明し、協力を求めましょう。

父親の病状が一時的なものだと説明する

ただし、子どもには、過度の心配をかけないような注意も必要です。

近年では、病人や高齢者の介護を子どもが担う「ヤングケアラー」の存在が注目されています。ヤングケアラーのなかには、介護が大きな負担になる人もいます。幼い頃から大人が担うような役割や責任を求められると、子どもは友だちと遊ぶ時間や自分のやりたいことを犠牲にしがちです。結果的にその後の人生に大きな影響を与えてしまいます。

「うちはふつうとは違う」「お父さんの病気は人に言えない」と感じてしまうと友だちにも打ち明けられず、孤立してしまいます。

また、親が病気になると、子どもは「自分のせい」と思い込むことがあり、心の奥に生じた罪悪感に苦しみ続ける人もいます。

子どもには、父親の病気は一時的なもので、必ずよくなるということ、そして誰のせいでもないということを説明しましょう。

また、「ちゃんと手伝ってよ」などと、必要以上に子どもに求めず、子どもがつらい思いをため込まないような配慮も必要です。

うつ病は離婚の理由にはなりづらい

夫がうつ病になると、妻は大きな負担を強いられ、離婚を思い詰めることがあります。けれども法的には、配偶者のうつ病は離婚の要件になりにくいとされます。民法では、配偶者が「強度の精神病にかかり回復の見込みがない」という離婚要件がありますが、うつ病はこれに当たらないと見られるからです。

薬がきかずに回復の見込みがないという、医師の判断が示されれば、認められる可能性もあります。

家族会

同じ立場の家族の集まりに参加し、孤立を防ぐ

うつ病の治療は長期戦で、妻は孤独な戦いを強いられます。

とはいえ、周囲の人に夫がうつ病であることを打ち明けて、悩みを聞いてもらうことは、あまりおすすめできません。社会的な認知が進んでいるとはいえ、うつ病にはまだ根強い偏見があるからです。

同じ立場の人が集まる場所に参加する

誰かに気持ちを聞いてほしいと思ったら、同じ体験をしている人たちの集まりに参加するといいでしょう。医療機関などでは、本人や家族のための「家族会」を催しているところもあります。医療機関になくても、主治医に相談すれば紹介してもらえます。

また、インターネットでも、医師や臨床心理士などの専門家に相談できるサイトがあります。ネットであれば忙しい合間にもアクセスできます。顔が見えないぶん、思いを素直に打ち明けやすくなります。また似

ハートクリニックには
家族会でこんな教室や
ワークを実施しています

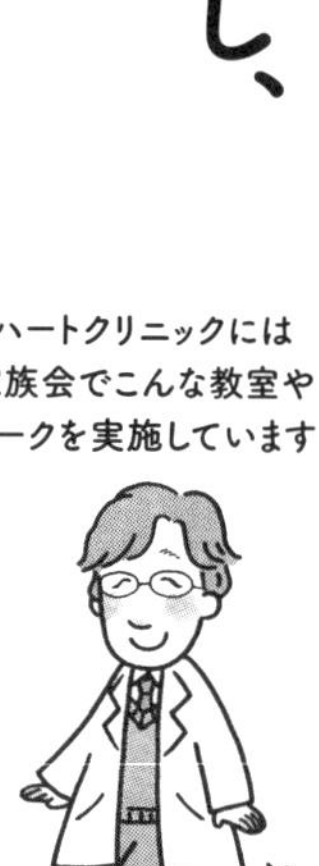

グループワーク（家族相談会）

精神疾患をもつ家族同士だからこそ話せる体験談や相談ごとを、みんなでわかち合う。

メンタルヘルスケア教室

精神疾患について、正しい知識を身につけるための家族向けの勉強会。

た悩みをもつ人の書き込みを読むだけでも、元気づけられるものです。

患者さんの家族の方に病気や治療の知識を深めてもらうためのセミナーや、家族同士が悩みや対処法を話し合うグループワークなどを開催している医療機関もあります。

治療については主治医の指示通りに

家族会などで、同じ状況にある人と話をすると気持ちもラクになるので、本人も家族もリフレッシュすることができます。

ただし、病状や治療法についての話には、注意が必要です。

同じうつ病でも、ひとりひとり症状や治療法、進行段階は異なります。ある人にうまくいったからといって、必ずしもほかの人に当てはまるとはいえません。けれども、うまくいっている人の話を聞いていると、それだけが正しい治療法なのだと思い込んでしまうことがあります。

また、治療が思ったように進まないと、スムーズに進んだ人の話を聞いて落ち込んでしまうこともありますが、治療のスピードも個人差があるので、人との比較は禁物です。

薬の量や治療法については主治医を信頼し、ほかの人の体験談は、あくまで参考程度に聞くようにしてください。

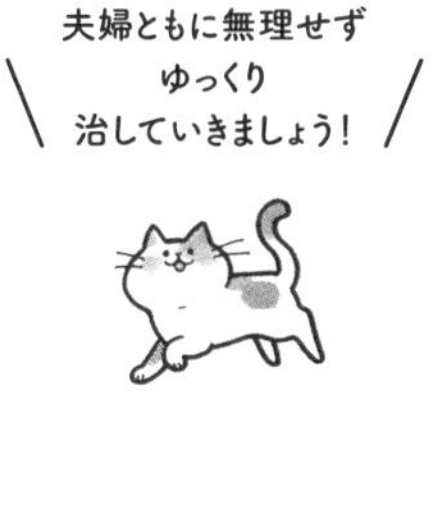
夫婦ともに無理せず
ゆっくり
治していきましょう！

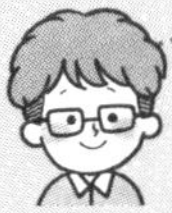

夫がうつ病になったら利用したい

さまざまな支援制度

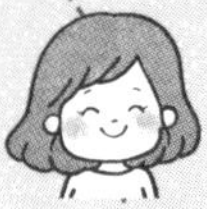

傷病手当金

休職中で事業主から報酬が受けられないときの制度。連続する３日間を含み４日以上うつ病で仕事を休むと、給料の３分の２が支給。手当の期間は最長１年６か月。国民健康保険の人は利用できない。被保険者（本人）のほかに、療養担当者記入用、事業主記入用があり、それぞれ依頼し記入してもらう。書類がそろったら保険者（健康保険組合など）に提出。審査を通過すると、支給決定通知書が送付される。申請書類を作るまでに２～３週間かかり、申請から受給まで２週間～３か月程度かかる。支給期間中に退職することになっても、期間内であれば傷病手当金を受けとり続けることができる。

●健康保険傷病手当金支給申請書（全国健康保険協会）
URL　https://www.kyoukaikenpo.or.jp/g2/cat230/r124/

●傷病手当金について（全国健康保険協会）
URL　https://www.kyoukaikenpo.or.jp/g6/cat620/r307/

自立支援医療制度（精神通院医療）

治療が長期間にわたると判断された場合には、医療費（保険適用での通院治療）の自己負担が１割になる（入院費や、健康保険適用外の治療は対象外）。ただし、通院する医療機関が指定自立支援医療機関であることが条件。また、原則一定以上の収入がある場合は、適用されないが、うつ病が重度で継続的に治療が必要だと証明される場合はこのかぎりではない。有効期間は１年。失効期限の３か月前から更新可能。

●自立支援医療（精神通院医療）の概要
URL　https://www.mhlw.go.jp/bunya/shougaihoken/jiritsu/seishin.html

精神障害者保健福祉手帳

長期間にわたり治療が必要となるうつ病の場合、認定されれば精神障害者保健福祉手帳を所持することができる。公共料金の割引や税金の控除・免除、また各行政が行うさまざまな支援を受けることができる。診断から６か月以降に、市町村の担当窓口で申請できる（家族や医療機関関係者の代理も可）。有効期限は２年。その後更新もできる。

障害年金

国民年金加入者は「障害基礎年金」、厚生年金加入者は「障害厚生年金」を請求できる。うつ病の程度で障害の等級が決まり、等級に応じて年金が支給される。「障害基礎年金」の場合は住所のエリアを、「障害厚生年金」の場合は勤務先の企業の住所のエリアを受けもつ年金事務所、年金相談センターで手続きをする。

●障害年金（日本年金機構）
URL　https://www.nenkin.go.jp/service/jukyu/shougainenkin/index.html

●『国民年金・厚生年金保険　精神の障害に係る等級判定ガイドライン』等（日本年金機構）
URL　https://www.nenkin.go.jp/service/jukyu/shougainenkin/ninteikijun/20160715.html

●全国の相談・手続き窓口（日本年金機構）
URL　https://www.nenkin.go.jp/section/soudan/index.html

心身障害者医療費助成制度

都道府県や市区町村の助成制度。うつ病が対象になるかどうかは、地域によって異なるため、行政の障害福祉課等に問い合わせる。

高額療養費制度

医療費が高額になり、自己負担限度額を上回った場合に申請すると、後日、保険者（健康保険組合など）より支払われる。保険者に問合せを。

労災補償

過重労働やハラスメントなど、業務中にうつ病になったことが証明されれば、平均賃金の80％の補償などさまざまな補償が受けられる。

生活保護

家族全員の所得や試算の合算が生活保護の基準を下回っている、働き手がいないなどの条件に当てはまる場合に申請可能。福祉事務所に相談を。

チェックしておきたい厚生労働省のウェブサイト

厚生労働省が開設する以下のウェブサイトには、各種相談窓口や法令・制度、精神疾患の基礎知識などの情報が網羅されている。

●「こころの耳　働く人のメンタルヘルス・ポータルサイト」（厚生労働省）
URL　https://kokoro.mhlw.go.jp/
職場のメンタルヘルス対策、過重労働対策について、事業者、労働者、家族向けに情報提供を行う。

●「知ることからはじめよう　みんなのメンタルヘルス総合サイト」（厚生労働省）
URL　https://www.mhlw.go.jp/kokoro/index.html
医学的情報、医療・福祉・労働・年金等にわたるさまざまな社会的支援に関する情報、国の施策等を提供。

浅井逸郎（あさい・いつお）

精神科医。医療法人社団ハートクリニック理事長。

東京大学文学部卒業後、1993年千葉大学医学部卒業。2003年ハートクリニック開業。大船のほか、町田、横浜、小田原にも展開する。各種心理検査、身体検査を行い、データに基づいた客観的治療を実施。薬物療法だけでなく、認知行動療法、リラクセーション、カウンセリングなど医学的にも心理学的にも評価の定まった治療法を総合的に行う。また、家族に向けて学びの場を提供。ウェブサイト等を通じて精神疾患のさまざまな情報を発信している。精神保健指定医。多文化間精神医学会理事。環太平洋精神科医会議理事。

●医療法人社団ハートクリニック　神奈川県鎌倉市大船1-22-9　湘南大船ビル4F
URL　https://e-heartclinic.com

［参考資料］
「日本うつ病学会治療ガイドライン　Ⅱ.うつ病（DSM-5）/大うつ病性障害 2016」（日本うつ病学会）

心のお医者さんに聞いてみよう
「うつ病《びょう》の夫《おっと》」に妻《つま》がすべきこと、してはいけないこと
抜け出すための“寄り添い方”がわかる本

2020年7月31日　初版発行

監修者････････浅井《あさい》逸郎《いつお》
発行者････････大和謙二
発行所････････株式会社大和出版
東京都文京区音羽1－26－11　〒112－0013
電話　営業部03-5978-8121／編集部03-5978-8131
http://www.daiwashuppan.com
印刷所････信毎書籍印刷株式会社
製本所････ナショナル製本協同組合

ISBN978-4-8047-6347-7